Cardiologie

Chez le même éditeur

Dans la collection « Mêmos infirmiers »

Cancérologie – hématologie, par J. Alexandre. 2008, 224 pages.

Cardiologie, par L. Sabbah. 2010, 224 pages.

Dermatologie, par A. Soria. 2009, 136 pages

Endocrinologie, par V. Mink. 2007, 192 pages.

Gastro-entérologie, par A. Balian. 2008, 192 pages.

Gériatrie, par G. Gridel. 2008, 120 pages.

Gynécologie – obstétrique, par F. Lamazou et S. Salama. 2007, 192 pages.

Maladies infectieuses, par D. Skurnik. 2008, 128 pages.

Neurologie, par K. Kinugawa, E. Roze. 2008, 208 pages.

ORL – Ophtalmologie, par D. Simon, L. Bensoussan. 2008, 160 pages

Pédiatrie – pédopsychiatrie, par I. Lim et M. Schiff. 2010, 60 pages.

Pneumologie, par B. Planquette. 2010, 160 pages.

Psychiatrie, par I. Lim. 2010, 60 pages.

Rhumatologie – orthopédie, par M.-A. Rousseau. 2007, 208 pages.

Urgences – réanimation, par A. Chaïb. 2007, 192 pages.

Urologie – néphrologie, par M. Roupret. 2008, 176 pages.

Processus inflammatoires et infectieux, par K. Kinugawa, B. Planquette, M. Rouprêt, M. A. Rousseau, E. Roze, D. skurnik, A. Soria. 2010, 128 pages.

Processus obstructifs, par L. Sabbah, B. Planquette, A. balian, M. roupret. 2010, 128 pages.

Processus psychopathologiques, par I. Lim-Sabbah. 2010, 184 pages.

Processus traumatiques, par A. Chaib, K. Kinugawa, B. Planquette, M. A. Rousseau, E. Roze, A. Soria. 2010, 184 pages.

mémo INFIRMIER

Cardiologie

Laurent Sabbah
cardiologue,
chef de clinique assistant,
hôpital européen Georges Pompidou,
Paris

avec la collaboration
d'Anabela Dos Santos, IDE

Collection dirigée par Laurent Sabbah

2e édition

ELSEVIER
MASSON

62, rue Camille-Desmoulins, 92442 Issy-les-Moulineaux cedex
www.elsevier.fr et www.masson.fr

ISBN : 978-2-294-71254-8

Table des matières

4 Examens complémentaires

5 Médicaments

Abréviations

AA2	Antagoniste des récepteurs de l'angiotensine 2
ACR	Arrêt cardiorespiratoire
AP	Artère pulmonaire
AT1	Angiotensine 1
AT2	Angiotensine 2
AVC	Accident vasculaire cérébral
BAV	Bloc auriculo-ventriculaire
CEE	Choc électrique externe
CMD	Cardiomyopathie dilatée
CPBIA	Contre-pulsion par ballonnet intra-aortique
CRP	C-réactive protéine
CX	Circonflexe
DID	Diabète insulinodépendant
DNID	Diabète non insulinodépendant
ESA	Extrasystole auriculaire
ESV	Extra-systole ventriculaire
ETT	Echographie cardiaque trans-thoracique
FA	Fibrillation atriale
FC	Fréquence cardiaque
FDRCV	Facteur de risque cardiovasculaire
FEVG	Fraction d'éjection du ventricule gauche
FR	Fréquence respiratoire
HBPM	Héparine de bas poids moléculaire
HNF	Héparine non fractionnée
IAO	Insuffisance aortique
IC	Insuffisance cardiaque
IEC	Inhibiteur de l'enzyme de conversion
IM	Insuffisance mitrale
IVA	Interventriculaire antérieure
MCE	Massage cardiaque externe
NFS	Numération formule sanguine
OAP	Œdème aigu pulmonaire
OD	Oreillette droite
OG	Oreillette gauche
PA	Pression artérielle
PEEP	Pression télé-expiratoire positive
PM	Pace Maker
RA	Rétrécissement aortique

RM	Rétrécissement mitral
SAO2	Saturation en oxygène
SCA	Syndrome coronaire aigu
SRAA	Système rénine-angiotensine-aldostérone
TV	Tachycardie ventriculaire
VD	Ventricule droit
VG	Ventricule gauche
VS	Vitesse de sédimentation

PARTIE 1

Compétences infirmières

Maladie des coronaires (angor d'effort, syndromes coronariens aigus)

Compétence 1 Évaluer une situation clinique et établir un diagnostic dans le domaine infirmier

Le patient est hospitalisé en salle avant une coronarographie diagnostique et thérapeutique (angor d'effort) ou en soins intensifs de cardiologie en urgence (syndrome coronaire aigu avec ou sans sus décalage de ST : SCA ST+ ou SCA ST–).

À visée diagnostique, dans les 2 cas, l'IDE doit chercher un maximum d'information les plus récentes possibles (en les hiérarchisant) en s'aidant de l'interrogatoire du patient (voire de celui des proches ou accompagnant en fonction du contexte), de la consultation de son dossier médical :

- antécédents cardiaques (infarctus? présence de stent ou de pontages coronaires?...);
- facteurs de risque cardiovasculaire (tabac, HTA, dyslipidémie, diabète, familiaux...);
- traitements (consultation des ordonnances : bêtabloquant, antiagrégant plaquettaire, anticoagulant...);
- allergies (surtout à l'iode et à l'aspirine...);
- autres antécédents extra-cardiaques.

Les symptômes (ou signes fonctionnels menant à l'hospitalisation) :

- douleur thoracique avec échelle d'évaluation analogique (EVA);
- dyspnée (à classer selon le stade NYHA), orthopnée;
- palpitations, malaises, syncopes...

Ils sont analysés et hiérarchisés (douleurs thoraciques de repos stables moins urgentes que les douleurs de repos avec réponse positive ou non à la trinitrine).

Prise des constantes vitales :

- pression artérielle, fréquence cardiaque et respiratoire, saturation en air ambiant, bandelette urinaire.

Réalisation la plus rapide possible d'un électrocardiogramme de repos.

Les signes de gravité sont immédiatement recherchés :

- terrain sous jacent défavorable;
- retard à la prise en charge (au-delà de la 6e heure pour un infarctus);
- douleur prolongée et trinitro-résistante;

compétences infirmières

– mauvaise tolérance respiratoire (dyspnée, orthopnée, signes de lutte…) et hémodynamique (pression artérielle basse, tachycardie, voire marbrures des genoux et troubles de conscience) devant mener à une prise en charge urgente.

Compétence 2 Concevoir et conduire un projet de soins infirmier

Au décours du recueil de données et de l'évaluation de l'urgence, l'IDE devra planifier et hiérarchiser les soins selon les règles propres au service (procédures, sécurité, traçabilité).
Ces soins sont répartis entre les équipes (de jour ou de nuit, IDE, aides-soignants…).
Il s'agira ici de prise de médicaments (anti-ischémiques, anti-angoreux, antiagrégants plaquettaires, statines, inhibiteurs de l'enzyme de conversion…), d'éventuelle pose de voie veineuse périphérique, de la réalisation du bilan biologique et de celle de l'ECG, de l'organisation de la coronarographie avec la préparation du patient (jeun, rasage des voies d'abord…).
Les soins mis en œuvre sont rapidement évalués et éventuellement corrigés avec le reste de l'équipe (médecin, surveillant, aide-soignant), le patient et son entourage.

Compétence 3 Accompagner une personne dans la réalisation de ses soins quotidiens

L'IDE doit accompagner le patient dans ses soins en favorisant sa participation en tenant compte d'éventuels handicaps, avec le plus de sécurité et d'explications possibles (exemple : douche et rasage avant coronarographie…premier lever après dilatation coronaire…).

Compétence 4 Mettre en œuvre des actions à visée diagnostique et thérapeutique

L'IDE analyse les prescriptions médicales (en repérant d'éventuels problèmes ou anomalies…), puis va les réaliser (en s'aidant parfois de protocoles thérapeutiques).
- Mise au lit ou il devra suivre un repos strict, éventuellement en position demi-assise.
- Mise en place d'un scope pour surveillance de la pression, fréquence cardiaque, saturation en air ambiant, ECG…
- Pose de voie(s) veineuse(s) périphérique et /ou centrale en cas de défaillance hémodynamique ou choc (avant mise sous inotrope positif).

- Préparation du matériel pour voie d'abord centrale si l'hémodynamique le nécessite (anesthésie locale, cathéter…).
- Préparation des thérapeutiques IV :
  - héparine à la seringue électrique, calcul scrupuleux de la dose, surveillance du traitement selon les protocoles en cours dans le service (adaptation de l'héparine en fonction de l'héparinémie) selon les règles de sécurité et de traçabilité propres aux services ;
  - dérivés nitrés à la seringue électrique ;
  - antiGp2B3A en cas de SCA avec critères de mauvais pronostic ;
  - inotropes positifs (dobutamine, adrénaline…) en cas de choc cardiogénique.
- Préparation des thérapeutiques orales (antiagrégants plaquettaires, avec parfois dose de charge) bêtabloquants, statines, inhibiteurs de l'enzyme de conversion…).
- Administration d'antalgiques si besoin selon EVA (exemple : morphine en phase aiguë d'infarctus du myocarde).
- Anticiper et accompagner les gestes médicaux en situation d'urgence : préparation du matériel pour réanimation cardio-respiratoire si besoin (défibrillateur et chariot d'urgence à portée, sonde d'intubation préparée…) surtout en cas de complication des infarctus (tachycardie ventriculaire, choc…).
- Préparation du patient à la coronarographie : explication, remise du consentement et signature, préparation de la voie d'abord (asepsie, rasage), vérification des voies d'abord, recherche à nouveau d'une éventuelle allergie à l'iode ou d'une insuffisance rénale pouvant retarder l'examen…
- Éventuel accompagnement du patient à cet examen.

Compétence 5 Initier et mettre en œuvre des soins éducatifs et préventifs

L'IDE accompagne le patient dans la prise en charge des pathologies (compréhension, prise et adaptation éventuelle du traitement) en fonction du contexte et des besoins : conseils, démarches….

Compétence 6 Communiquer et conduire une relation dans un contexte de soins

L'IDE accueille, écoute et communique avec le patient et son entourage en tenant compte de ses antécédents et du motif d'hospitalisation, remet les feuilles de consentement éclairé (avant coronarographie). Elle va également identifier quotidiennement ses besoins et dépister d'éventuels signes de détresse psychique…

Compétence 7 Analyser la qualité et améliorer sa pratique professionnelle

L'IDE analyse les prescriptions, les protocoles propres aux services, détecte d'éventuelles non conformités et propose d'éventuels réajustements.
Les difficultés et erreurs (de prescriptions, de soins, de nettoyage et/ ou stérilisation d'instruments, de déontologie…) sont soulignées pour correction rapide.
La satisfaction du patient et de son entourage quant aux soins est recherchée et analysée.

Compétence 8 Rechercher et traiter des données professionnelles et scientifiques

En fonction des besoins (comprendre une prescription, mieux appréhender une pathologie rare…) l'IDE doit pouvoir se documenter (rapidement) en questionnant l'équipe (collègues, médecin), voire en faisant des recherches (ouvrages médicaux, internet) et éventuellement faire part de ses acquisitions scientifiques.

Compétence 9 Organiser et coordonner les interventions soignantes

L'IDE se mettra en relation avec les autres professionnels de santé dont peut avoir besoin le patient. Il peut s'agir de professionnels du domaine social, médico-social avant un éventuel transfert en centre de convalescence, réadaptation cardiovasculaire, voire en moyen ou long séjour.
Il peut s'agir de collègues en fonction de l'urgence et de la charge de travail (plusieurs personnes pour mener à bien une réanimation, demander l'aide d'un collègue plus expérimenté en cas de difficultés, de l'équipe d'aides-soignants pour certains soins spécifiques).

Compétence 10 Informer, former des professionnels et des personnes en formation

L'IDE participe à l'accueil de stagiaires en formation (médicaux : externes, paramédicaux, étudiant en IFSI…), supervise éventuellement son activité.
L'IDE évalue le niveau de compétence et l'intégration du stagiaire, tout en l'aidant, le corrigeant et lui transmettant le maximum d'informations théoriques et pratiques possibles.

Dyspnée aiguë - Poussée d'insuffisance cardiaque (OAP)

Compétence 1 Évaluer une situation clinique et établir un diagnostic dans le domaine infirmier

Le patient est hospitalisé en salle pour décompensation modérée ou en soins intensifs de cardiologie en urgence (OAP massif, choc cardiogénique).

À visée diagnostique, dans les 2 cas, l'IDE doit chercher un maximum d'information les plus récentes possibles (en les hiérarchisant) en s'aidant de l'interrogatoire du patient (voire de celui de ses proches ou accompagnant en fonction du contexte), de la consultation de son dossier médical :

- antécédents cardiaques (infarctus ? cardiopathie sous jacente…) ;
- facteurs de risque cardiovasculaire (tabac, HTA, dyslipidémie, diabète, familiaux…) ;
- traitements (consultation des ordonnances : diurétiques, bêtabloquant, antiagrégant plaquettaire, anticoagulants, IEC…) ;
- allergies ;
- autres antécédents extra-cardiaques ;
- poids habituel et éventuelle prise de poids récente ;
- éventuel facteur décompensant (écart de régime…).

Les symptômes (ou signes fonctionnels menant à l'hospitalisation) :

- dyspnée (à classer selon le stade NYHA), orthopnée ;
- douleur thoracique avec échelle d'évaluation analogique (EVA) ;
- palpitations, malaises, syncopes…

Ils sont analysés et hiérarchisés (dyspnée de repos et orthopnée, recherche de signes de sévérité…).

Prise des constantes vitales :

- pression artérielle, fréquence cardiaque et respiratoire, saturation en air ambiant, bandelette urinaire.

Réalisation la plus rapide possible d'un électrocardiogramme de repos, et organisation de la réalisation de la radio de thorax.

Les signes de gravité sont immédiatement recherchés :

- terrain sous jacent défavorable ;
- retard à la prise en charge ;
- mauvaise tolérance respiratoire (dyspnée, orthopnée, signes de lutte…) et hémodynamique (pression artérielle basse, tachycardie, voire marbrures des genoux et troubles de conscience) devant mener à une prise en charge urgente.

Compétence 2 Concevoir et conduire un projet de soins infirmier

Au décours du recueil de données et de l'évaluation de l'urgence, l'IDE devra planifier et hiérarchiser les soins selon les règles propres au service (procédures, sécurité, traçabilité).
Ces soins sont répartis entre les équipes (de jour ou de nuit, IDE, aides-soignants…).
Il s'agira ici de prise de médicaments (diurétiques, potassium, dérivés nitrés…), d'éventuelle pose de voie veineuse périphérique, de réalisation du bilan biologique et de celle de l'ECG et de la radio de thorax, de l'organisation d'éventuels autres examens (échocardiographie…).
Les soins mis en œuvre sont rapidement évalués et éventuellement corrigés avec le reste de l'équipe (médecin, surveillant, aide-soignant), le patient et son entourage.

Compétence 3 Accompagner une personne dans la réalisation de ses soins quotidiens

L'IDE doit accompagner le patient dans ses soins en favorisant sa participation en tenant compte d'éventuels handicaps, avec le plus de sécurité et d'explications possibles (ex : prise de diurétiques, pesée quotidienne, reprise de la marche…).

Compétence 4 Mettre en œuvre des actions à visée diagnostique et thérapeutique

L'IDE analyse les prescriptions médicales (en repérant d'éventuels problèmes ou anomalies…), puis va les réaliser (en s'aidant parfois de protocoles thérapeutiques).
- Mise au lit ou il devra suivre un repos strict, éventuellement en position demi-assise.
- Mise en place d'un scope pour surveillance de la pression, fréquence cardiaque, saturation en air ambiant, ECG…
- Pose de voie(s) veineuse(s) périphérique et/ou centrale en cas de défaillance hémodynamique ou choc (avant mise sous inotrope positif), restriction hydrique et sodée.
- Préparation du matériel pour voie d'abord centrale si l'hémodynamique le nécessite (anesthésie locale, cathéter…).
- Préparation du matériel d'intubation si détresse respiratoire.
- Préparation des thérapeutiques IV :
  - héparine à la seringue électrique, calcul scrupuleux de la dose, surveillance du traitement selon les protocoles en cours dans le

service (adaptation de l'héparine en fonction de l'héparinémie) selon les règles de sécurité et de traçabilité propres aux services (en cas de FA ou SCA associé) ;
  - dérivés nitrés à la seringue électrique ;
  - diurétiques de l'anse IV voire IVSE (*Lasilix*) ;
  - inotropes positifs (dobutaline, dobutamine, adrénaline…) en cas de choc cardiogénique.
- Préparation des thérapeutiques orales (antiagrégants plaquettaires, inhibiteurs de l'enzyme de conversion…).
- Administration d'antalgiques si besoin selon EVA.
- Anticiper et accompagner les gestes médicaux en situation d'urgence : préparation du matériel pour réanimation cardio-respiratoire si besoin (défibrillateur et chariot d'urgence à portée, sonde d'intubation préparée…) surtout en cas de complication des infarctus (tachycardie ventriculaire, choc…).

Compétence 5 Initier et mettre en œuvre des soins éducatifs et préventifs

L'IDE accompagne le patient dans la prise en charge des pathologies (compréhension, prise et adaptation éventuelle du traitement) en fonction du contexte et des besoins : conseils, démarches…

Compétence 6 Communiquer et conduire une relation dans un contexte de soins

L'IDE accueille, écoute et communique avec le patient et son entourage en tenant compte de ses antécédents et du motif d'hospitalisation, remet les feuilles de consentement éclairé avant un soin invasif éventuel.
Elle va également identifier quotidiennement ses besoins et dépister d'éventuels signes de détresse psychique…

Compétence 7 Analyser la qualité et améliorer sa pratique professionnelle

L'IDE analyse les prescriptions, les protocoles propres aux services, détecte d'éventuelles non conformités et propose d'éventuels réajustements.
Les difficultés et erreurs (de prescriptions, de soins, de nettoyage et/ou stérilisation d'instruments, de déontologie…) sont soulignées pour correction rapide.
La satisfaction du patient et de son entourage quant aux soins est recherchée et analysée.

Compétence 8 Rechercher et traiter des données professionnelles et scientifiques

En fonction des besoins (comprendre une prescription, mieux appréhender une pathologie rare...) l'IDE doit pouvoir se documenter (rapidement) en questionnant l'équipe (collègues, médecin), voire en faisant des recherches (ouvrages médicaux, internet) et éventuellement faire part de ses acquisitions scientifiques.

Compétence 9 Organiser et coordonner les interventions soignantes

L'IDE se mettra en relation avec les autres professionnels de santé dont peut avoir besoin le patient. Il peut s'agir de professionnels du domaine social, médico-social avant un éventuel transfert en centre de convalescence, réadaptation cardiovasculaire, voire en moyen ou long séjour.

Il peut s'agir de collègues en fonction de l'urgence et de la charge de travail (plusieurs personnes pour mener à bien une réanimation, demander l'aide d'un collègue plus expérimenté en cas de difficultés, de l'équipe d'aides-soignants pour certains soins spécifiques).

Compétence 10 Informer ; former des professionnels et des personnes en formation

L'IDE participe à l'accueil de stagiaires en formation (médicaux : externes, paramédicaux, étudiant en IFSI...), supervise éventuellement son activité.

L'IDE évalue le niveau de compétence et l'intégration du stagiaire, tout en l'aidant, le corrigeant et lui transmettant le maximum d'informations théoriques et pratiques possibles.

Valvulopathie chirurgicale

Compétence 1 Évaluer une situation clinique et établir un diagnostic dans le domaine infirmier

Le patient est hospitalisé en salle pour bilan pré-opératoire programmé ou en USIC pour OAP sur décompensation de valvulopathie (voire endocardite).

À visée diagnostique, dans les 2 cas, l'IDE doit chercher un maximum d'information les plus récentes possibles (en les hiérarchisant) en s'aidant de l'interrogatoire du patient (voire de celui de ses proches ou accompagnant en fonction du contexte), de la consultation de son dossier médical :

- antécédents cardiaques (valvulopathie connue ?);
- facteurs de risque cardiovasculaire (tabac, HTA, dyslipidémie, diabète, familiaux…);
- traitements (consultation des ordonnances);
- allergies;
- autres antécédents extra-cardiaques;
- poids habituel et éventuelle prise de poids récente.

Les symptômes (ou signes fonctionnels menant à l'hospitalisation) :

- dyspnée (à classer selon le stade NYHA), orthopnée;
- douleur thoracique avec échelle d'évaluation analogique (EVA);
- palpitations, malaises, syncopes…

Ils sont analysés et hiérarchisés (dyspnée de repos et orthopnée, recherche de signes de sévérité…)

Prise des constantes vitales

- pression artérielle, fréquence cardiaque et respiratoire, saturation en air ambiant, bandelette urinaire.

Réalisation d'un électrocardiogramme de repos, et organisation de la réalisation de la radio de thorax.

Les signes de gravité sont immédiatement recherchés :

- terrain sous jacent défavorable;
- retard à la prise en charge;
- mauvaise tolérance respiratoire (dyspnée, orthopnée, signes de lutte…) et hémodynamique (pression artérielle basse, tachycardie, voire marbrures des genoux et troubles de conscience) devant mener à une prise en charge urgente.

Compétence 2 Concevoir et conduire un projet de soins infirmier

Au décours du recueil de données et de l'évaluation de l'urgence, l'IDE devra planifier et hiérarchiser les soins selon les règles propres au service (procédures, sécurité, traçabilité).

Ces soins sont répartis entre les équipes (de jour ou de nuit, IDE, aides-soignants…).

Il s'agira ici de prise de médicaments (diurétiques, potassium, dérivés nitrés…), d'éventuelle pose de voie veineuse périphérique, de réalisation du bilan biologique et de celle de l'ECG et de la radio de thorax, de l'organisation d'éventuels autres examens (échocardiographie…).

Les soins mis en œuvre sont rapidement évalués et éventuellement corrigés avec le reste de l'équipe (médecin, surveillant, aide-soignant), le patient et son entourage.

Compétence 3 Accompagner une personne dans la réalisation de ses soins quotidiens

L'IDE doit accompagner le patient dans ses soins en favorisant sa participation en tenant compte d'éventuels handicaps, avec le plus de sécurité et d'explications possibles (exemple : prise de diurétiques, pesée quotidienne, reprise de la marche…).

Compétence 4 Mettre en œuvre des actions à visée diagnostique et thérapeutique

L'IDE analyse les prescriptions médicales (en repérant d'éventuels problèmes ou anomalies…), puis va les réaliser (en s'aidant parfois de protocoles thérapeutiques).

- Mise au lit ou il devra suivre un repos strict, éventuellement en position demi-assise.
- Mise en place d'un scope pour surveillance de la pression, fréquence cardiaque, saturation en air ambiant, ECG…
- Pose de voie(s) veineuse(s) périphérique et/ou centrale en cas de défaillance hémodynamique ou choc (avant mise sous inotrope positif), restriction hydrique et sodée.
- Préparation du matériel pour voie d'abord centrale si l'hémodynamique le nécessite (anesthésie locale, cathéter…).
- Préparation du matériel d'intubation si détresse respiratoire.
- Préparation des thérapeutiques IV.
- Préparation des thérapeutiques orales.

– Anticiper et accompagner les gestes médicaux en situation d'urgence : préparation du matériel pour réanimation cardio-respiratoire si besoin (défibrillateur et chariot d'urgence à portée, sonde d'intubation préparée...) surtout en cas de complication des infarctus (tachycardie ventriculaire, choc...).

Compétence 5 Initier et mettre en œuvre des soins éducatifs et préventifs

L'IDE accompagne le patient dans la prise en charge des pathologies (compréhension, prise et adaptation éventuelle du traitement) en fonction du contexte et des besoins : conseils, démarches... explication du bilan pré-opératoire.

Compétence 6 Communiquer et conduire une relation dans un contexte de soins

L'IDE accueille, écoute et communique avec le patient et son entourage en tenant compte de ses antécédents et du motif d'hospitalisation, remet les feuilles de consentement éclairé avant un soin invasif éventuel (coronarographie systématique).
Elle va également identifier quotidiennement ses besoins et dépister d'éventuels signes de détresse psychique....

Compétence 7 Analyser la qualité et améliorer sa pratique professionnelle

L'IDE analyse les prescriptions, les protocoles propres aux services, détecte d'éventuelles non conformités et propose d'éventuels réajustements.
Les difficultés et erreurs (de prescriptions, de soins, de nettoyage et/ou stérilisation d'instruments, de déontologie...) sont soulignées pour correction rapide.
La satisfaction du patient et de son entourage quant aux soins est recherchée et analysée.

Compétence 8 Rechercher et traiter des données professionnelles et scientifiques

En fonction des besoins (comprendre une prescription, mieux appréhender une pathologie rare...) l'IDE doit pouvoir se documenter (rapidement) en questionnant l'équipe (collègues, médecin), voire en faisant des recherches (ouvrages médicaux, internet) et éventuellement faire part de ses acquisitions scientifiques.

Compétence 9 Organiser et coordonner les interventions soignantes

L'IDE se mettra en relation avec les autres professionnels de santé dont peut avoir besoin le patient. Il peut s'agir de professionnels du domaine médical (équipe de chirurgie cardiaque, d'anesthésie), social, médico-social avant un éventuel transfert en centre de convalescence, réadaptation cardiovasculaire, voire en moyen ou long séjour.
Il peut s'agir de collègues en fonction de l'urgence et de la charge de travail (plusieurs personnes pour mener à bien une réanimation, demander l'aide d'un collègue plus expérimenté en cas de difficultés, de l'équipe d'aides-soignants pour certains soins spécifiques).

Compétence 10 Informer ; former des professionnels et des personnes en formation

L'IDE participe à l'accueil de stagiaires en formation (médicaux : externes, paramédicaux, étudiant en IFSI…), supervise éventuellement son activité.
L'IDE évalue le niveau de compétence et l'intégration du stagiaire, tout en l'aidant, le corrigeant et lui transmettant le maximum d'informations théoriques et pratiques possibles.

Urgence : douleur thoracique, dyspnée aiguë, syncope, malaise

Compétence 1 Évaluer une situation clinique et établir un diagnostic dans le domaine infirmier

Le patient est hospitalisé en soins intensifs de cardiologie en urgence.

À visée diagnostique, dans les deux cas, l'IDE doit chercher un maximum d'information les plus récentes possibles (en les hiérarchisant) en s'aidant de l'interrogatoire du patient (voire de celui de ses proches ou accompagnant en fonction du contexte), de la consultation de son dossier médical :

- antécédents cardiaques;
- facteurs de risque cardiovasculaire;
- traitements;
- allergies;
- autres antécédents extra-cardiaques;
- poids habituel et éventuelle prise de poids récent.

Les symptômes (ou signes fonctionnels menant à l'hospitalisation) :

- dyspnée (à classer selon le stade NYHA), orthopnée;
- douleur thoracique avec échelle d'évaluation analogique (EVA);
- palpitations, malaises, syncopes…

Ils sont analysés et hiérarchisés selon leur gravité.

Prise des constantes vitales :

- pression artérielle, fréquence cardiaque et respiratoire, saturation en air ambiant, bandelette urinaire.

Réalisation la plus rapide possible d'un électrocardiogramme de repos, et organisation de la réalisation de la radio de thorax et d'un bilan biologique.

Les signes de gravité sont immédiatement recherchés :

- terrain sous jacent défavorable;
- retard à la prise en charge;
- mauvaise tolérance respiratoire (dyspnée, orthopnée, signes de lutte…) et hémodynamique (pression artérielle basse, tachycardie, bradycardie extrême, voire marbrures des genoux et troubles de conscience) devant mener à une prise en charge urgente.

Compétence 2 Concevoir et conduire un projet de soins infirmier

Au décours du recueil de données et de l'évaluation de l'urgence, l'IDE devra planifier et hiérarchiser les soins (selon les règles propres au service (procédures, sécurité, traçabilité).
Ces soins sont répartis entre les équipes (de jour ou de nuit, IDE, aides-soignants…).
Il s'agira ici de prise de médicaments (diurétiques, potassium, dérivés nitrés…), d'éventuelle pose de voie veineuse périphérique, de réalisation du bilan biologique et de celle de l'ECG et de la radio de thorax, de l'organisation d'éventuels autres examens (échocardiographie…).
Les soins mis en œuvre sont rapidement évalués et éventuellement corrigés avec le reste de l'équipe (médecin, surveillant, aide-soignant), le patient et son entourage.

Compétence 3 Accompagner une personne dans la réalisation de ses soins quotidiens

L'IDE doit accompagner le patient dans ses soins en favorisant sa participation en tenant compte d'éventuels handicaps, avec le plus de sécurité et d'explications possibles (exemple : prise de diurétiques, pesée quotidienne, reprise de la marche…).

Compétence 4 Mettre en œuvre des actions à visée diagnostique et thérapeutique

L'IDE analyse les prescriptions médicales (en repérant d'éventuels problèmes ou anomalies…), puis va les réaliser (en s'aidant parfois de protocoles thérapeutiques).

- Mise au lit ou il devra suivre un repos strict, éventuellement en position demi-assise.
- Mise en place d'un scope pour surveillance de la pression, fréquence cardiaque, saturation en air ambiant, ECG…
- Pose de voie(s) veineuse(s) périphérique et/ou centrale en cas de défaillance hémodynamique ou choc (avant mise sous inotrope positif), restriction hydrique et sodée.
- Préparation du matériel pour voie d'abord centrale si l'hémodynamique le nécessite (anesthésie locale, cathéter…).
- Préparation du matériel d'intubation si détresse respiratoire.
- Préparation des thérapeutiques IV :
  - isoprénaline (*Isuprel*) pour les bradycardies extrêmes et préparation à la pose d'une sonde d'entraînement électro-systolique;

- héparine à la seringue électrique, calcul scrupuleux de la dose, surveillance du traitement selon les protocoles en cours dans le service (adaptation de l'héparine en fonction de l'héparinémie) selon les règles de sécurité et de traçabilité propres aux services si embolie pulmonaire, FA, SCA;
- dérivés nitrés à la seringue électrique si SCA, poussée d'HTA, voire dissection aortique;
- diurétiques de l'anse IV, voire IVSE (*Lasilix*) si OAP;
- inotropes positifs (Dobutamine, Adrénaline...) en cas de choc cardiogénique.

- Préparation des thérapeutiques orales (antiagrégants plaquettaires, inhibiteurs de l'enzyme de conversion...) selon le contexte.
- Administration d'antalgiques si besoin selon EVA.
- Anticiper et accompagner les gestes médicaux en situation d'urgence : préparation du matériel pour réanimation cardio-respiratoire si besoin (défibrillateur et chariot d'urgence à portée, sonde d'intubation préparée...) surtout en cas de complication des infarctus (tachycardie ventriculaire, choc...).

Compétence 5 Initier et mettre en œuvre des soins éducatifs et préventifs

L'IDE accompagne le patient dans la prise en charge des pathologies (compréhension, prise et adaptation éventuelle du traitement) en fonction du contexte et des besoins : conseils, démarches....

Compétence 6 Communiquer et conduire une relation dans un contexte de soins

L'IDE accueille, écoute et communique avec le patient et son entourage en tenant compte de ses antécédents et du motif d'hospitalisation, remet les feuilles de consentement éclairé avant un soin invasif éventuel (coronarographie pour SCA, échographie cardiaque +/– ETO ou scanner pour dissection aortique, pose de sonde d'entraînement sous Isoprénaline en cas de bradycardie extrême, ETT +/– chirurgie cardiaque en urgence si suspicion de tamponnade...).
Elle va également identifier quotidiennement ses besoins et dépister d'éventuels signes de détresse psychique...

Compétence 7 Analyser la qualité et améliorer sa pratique professionnelle

L'IDE analyse les prescriptions, les protocoles propres aux services, détecte d'éventuelles non conformités et propose d'éventuels réajustements.

Les difficultés et erreurs (de prescriptions, de soins, de nettoyage et/ou stérilisation d'instruments, de déontologie…) sont soulignées pour correction rapide.
La satisfaction du patient et de son entourage quant aux soins est recherchée et analysée.

Compétence 8 Rechercher et traiter des données professionnelles et scientifiques

En fonction des besoins (comprendre une prescription, mieux appréhender une pathologie rare…) l'IDE doit pouvoir se documenter (rapidement) en questionnant l'équipe (collègues, médecin), voire en faisant des recherches (ouvrages médicaux, internet) et éventuellement faire part de ses acquisitions scientifiques.

Compétence 9 Organiser et coordonner les interventions soignantes

L'IDE se mettra en relation avec les autres professionnels de santé dont peut avoir besoin le patient. Il peut s'agir de professionnels du domaine social, médico-social avant un éventuel transfert en centre de convalescence, réadaptation cardiovasculaire, voire en moyen ou long séjour.
Il peut s'agir de collègues en fonction de l'urgence et de la charge de travail (plusieurs personnes pour mener à bien une réanimation, demander l'aide d'un collègue plus expérimenté en cas de difficultés, de l'équipe d'aides-soignants pour certains soins spécifiques).

Compétence 10 Informer, former des professionnels et des personnes en formation

L'IDE participe à l'accueil de stagiaires en formation (médicaux : externes, paramédicaux, étudiant en IFSI…), supervise éventuellement son activité.
L'IDE évalue le niveau de compétence et l'intégration du stagiaire, tout en l'aidant, le corrigeant et lui transmettant le maximum d'informations théoriques et pratiques possibles.

PARTIE 2

Prérequis

Rappels d'anatomie et de physiologie cardiaque simples

Anatomie cardiaque

Le cœur est un organe musculaire composé de 2 oreillettes, de 2 ventricules, et de 4 valves.

Les cavités cardiaques gauches (oreillette et ventricule : OG et VG) sont séparées par la valve mitrale. Les cavités cardiaques droites (OD et VD) sont séparées par la valve tricuspide.

Les organes utilisent de l'oxygène (O_2) pour fonctionner (métabolisme aérobie), qui leur arrive par la circulation artérielle. Après cette utilisation, le sang appauvri en O_2 est drainé par le système veineux jusqu'aux veines caves supérieure et inférieure (VCS draine les organes de la moitié supérieure du corps et VCI draine le sang veineux des membres inférieurs et organes intra abdominaux) qui se jettent dans le cœur droit au niveau de l'OD.

Le sang veineux passe de l'OD dans le VD à travers la valve tricuspide, puis est éjecté du VD dans le tronc de l'artère pulmonaire (AP) *via* la valve pulmonaire (petite circulation).

Le sang arrive ainsi jusqu'aux poumons pour y être oxygéné de nouveau et utilisable par les organes. Le sang oxygéné arrive dans l'OG *via* les veines pulmonaires, passe dans le VG à travers la valve mitrale, puis est éjecté dans l'aorte à travers la valve aortique (grande circulation).

Le sang artériel sera ensuite distribué à tous les organes, et ainsi de suite.

Le muscle cardiaque est lui même composé de 3 tuniques. La plus interne, au contact du sang est l'endocarde : couche de cellules qui tapisse le muscle et les valves. La plus externe est le péricarde qui enveloppe le cœur, est composé de 2 feuillets glissant l'un sur l'autre et permettent donc les mouvements cardiaques. Entre les 2 se situe le myocarde : muscle cardiaque à proprement parlé composé de cellules pouvant se contracter appelées cardiomyocytes.

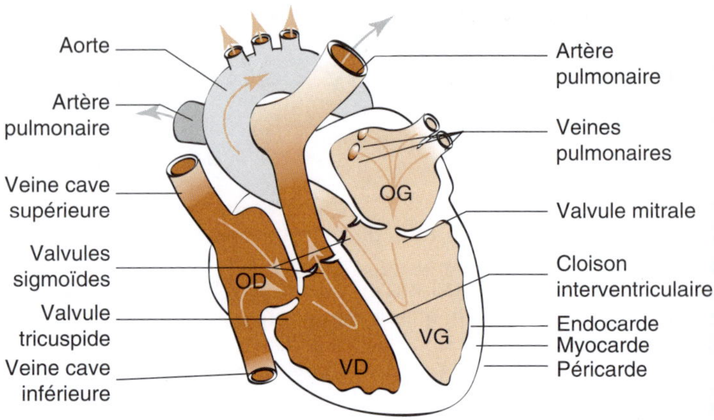

OD : Oreillette droite   OG : Oreillette gauche
VD : Ventricule droit   VG : Ventricule gauche

Figure 1. Anatomie cardiaque.

Physiologie cardiaque

Cycle cardiaque

Le cycle cardiaque se divise en systole et diastole.

La systole correspond à l'éjection du sang oxygéné du VG dans l'aorte *via* la valve aortique (contraction cardiaque) et à l'éjection du sang veineux du VD dans le tronc de l'AP. La valve mitrale et la valve tricuspide (valves auriculo-ventriculaires : AV) sont alors fermées pour éviter un reflux sanguin dans les oreillettes, les valves aortique et pulmonaire sont ouvertes. Entre le moment ou les valves AV sont fermées et celui ou le sang est éjecté dans les artères, la contraction des ventricules débute (contraction iso-volumétrique qui fait partie de la systole)

Remarque : la fermeture des valves AV correspond au 1er bruit de l'auscultation cardiaque B1.

La diastole VG correspond au remplissage des ventricules : du VG par le sang oxygéné à partir de l'OG et du VD par le sang veineux depuis l'OD. Elle se divise elle même en 2 temps. Remplissage passif avec passage de sang de l'OG vers le VG après ouverture de la mitrale, puis remplissage actif avec contraction de l'OG en fin de diastole pour remplir encore un peu le VG. Pendant ce temps, la valve aortique et la pulmonaire sont fermées. Cette contraction de l'oreille est appelée systole auriculaire.

Bases d'électrophysiologie

La contraction du cœur répond à une stimulation nerveuse. Cette stimulation part de cellules nodales qui sont automatiques (fonctionnent de façon autonome).
À l'état basal, les cellules sont polarisées. Elles doivent être dépolarisées (par influx ioniques intracellulaires) pour générer une contraction musculaire.
L'impulsion part du nœud sinusal qui détermine la fréquence cardiaque (situé dans l'OD), puis atteint le nœud auriculo-ventriculaire et le faisceau de His (divisé en une branche droite et gauche qui elle même se divise en hémi-branches postérieure et antérieure).
Le faisceau de His se situe entre les ventricules (septum inter-ventriculaire).

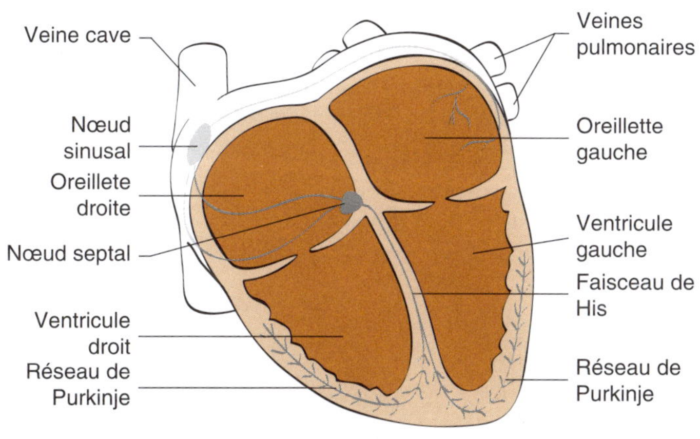

Figure 2. Organisation du tissu nodal.

Vascularisation cardiaque

Les artères nourrissant le cœur sont appelées artères coronaires.
Elles naissent de l'aorte immédiatement après son début.
Elles se remplissent en diastole.
On distingue la coronaire gauche de la droite.
La coronaire gauche comporte habituellement un tronc commun qui se divise en artère inter ventriculaire antérieure (IVA) et circonflexe (CX). L'IVA donne des branches diagonales et des septales. Elle vascularise la paroi antérieure du cœur jusqu'à la pointe. La CX donne des branches marginales. Elle vascularise la paroi latérale et un peu la paroi inférieure.

La coronaire droite vascularise la paroi inféro-postérieure du cœur, et donne une branche vascularisant le VD.

Anatomie vasculaire

L'aorte part du VG après la valve aortique.
Elle débute par le sinus de Valsalva, puis l'aorte ascendante, la crosse (segment horizontal) et l'aorte descendante après une zone de jonction (isthme).
Elle donne en premier les artères coronaires, puis les troncs supra aortiques qui naissent de la crosse à destinée cérébrale (troncs brachiocéphalique, carotide primitive gauche, sous-clavière gauche).
L'aorte descendante donne des artères à destination thoracique, des membres supérieurs (de façon symétrique : artères axillaires, puis humérales, cubitale et radiale) puis digestives (tronc cœliaque, mésentériques), rénale, génitale.
Elle se termine en donnant de façon symétrique les artères vascularisant les membres inférieurs : iliaque interne, iliaque externe qui donne la fémorale profonde, puis la fémorale superficielle, la poplité, les tibiales.

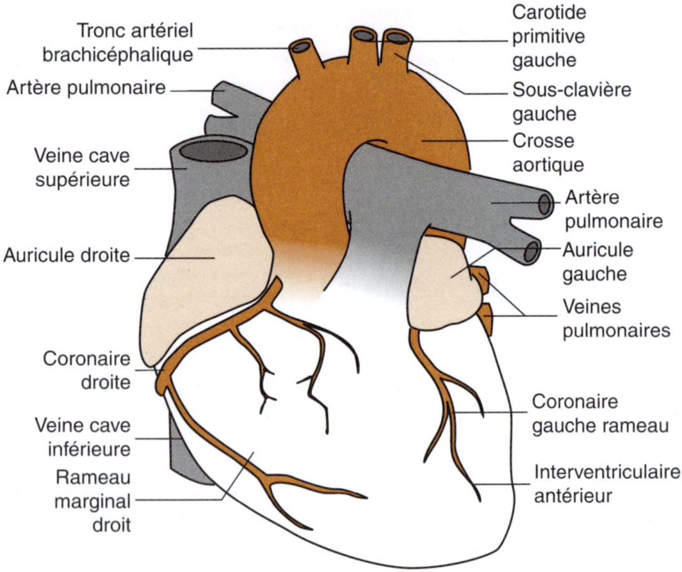

Figure 3. Les artères coronaires sur une vue antérieure du cœur.

Facteurs de risque cardiovasculaire et prévention

Facteurs de risque

Facteurs de risque non modifiables

- Âge > 40 ans pour l'homme et > 50 ans pour la femme.
- Sexe : l'homme est plus à risque que la femme avant la ménopause, risque égal après.
- Hérédité cardiovasculaire : antécédent vasculaire chez le père (ou frère) avant 55 ans et la mère (ou sœur) avant 65 ans.

Facteurs de risque modifiables

- Tabagisme (actif ou passif) : risque multiplié par 2. Favorise le spasme coronaire.
- Hypertension artérielle : risque proportionnel aux chiffres de PA (> 14/9).
- Hypercholestérolémie : LDL (« mauvais cholestérol ») élevé (>1,6 g/L) ou HDL (« bon cholestérol » bas (< 0,4 g/L), triglycérides > 2g/L.
- Diabète : non insulino-dépendant (DNID) ou insulino-dépendant (DID) : glycémie à jeun > 1,26 g/L.
- Autres : sédentarité, surpoids (index de masse corporel ou *Body Mass Index* BMI > 25), élévation du périmètre abdominal, syndrome d'apnées du sommeil, insuffisance rénale chronique, dialyse, transplantation rénale.

Prévention

Prévention primaire

But : éviter chez des patients à risque la survenue d'un accident cardiovasculaire.

Dépistage : HTA (prise de PA), diabète (glycémie à jeun), dyslipidémie (signes clinique, dosage des lipides à jeun) et traitement, consommation de tabac, etc.

Traitement :

- règles hygiéno-diététiques : alimentation peu salée, diminution de la consommation de graisses, (surtout acides gras saturés); consommation faible de vin (1 verre par jour);

– information sur le tabac : recommandation de ne pas fumer ou d'arrêter;
– recommandation d'une activité sportive régulière.

Prévention secondaire

– *But* : éviter les récidives après un accident cardiovasculaire.
– Tabac : arrêt définitif : soutient psychologique, patch et gommes de nicotine.
– HTA : PA < 140/90 : alimentation peu salée, perte de poids, anti-hypertenseurs.
– Diabète : traquer les complications (cardiaques, vasculaires, etc.), régimes adaptés, antidiabétiques oraux ou insuline. Perte de poids toujours recommandée.
– Dyslipidémie : LDL-cholestérol < 1 g/L, HDL > 0.4 g/L.
– Régimes hypolipidiques, statines.

Conduite à tenir IDE

- Patient souvent hospitalisé pour accident cardiaque : prévention secondaire habituellement.
- Surveillance de l'hygiène et de l'équilibre alimentaire. Compétence 1
- Aide et soutien psychologique (sevrage du tabac, etc.). Compétence 3
- Aide à la prise de médicaments, surtout injectables (Exemple : insuline : éducation pour gestion autonome, etc.). Compétence 3
- Vérification de leur prise, efficacité et tolérance (ex : crampes sous statines, hypoglycémies sous insuline, etc.). Compétence 5
- Recueil d'informations de nature pouvant concourir à la bonne connaissance de l'état de santé du patient : prise de pression artérielle (symétrique), poids, taille, etc. Compétence 1
- Recueil des données biologiques : urinaires (bandelette, ECBU) et sanguines (glycémie à jeun, mesure de la glycémie capillaire; dosage du bilan lipidique, etc.). Compétence 1
- Faire connaître au patient les différents intervenants pouvant améliorer sa prise en charge (psychologue, diététicienne, tabacologue, etc.) : rôle de l'IDE au carrefour d'une prise en charge multi-disciplinaire. Compétence 6

PARTIE 3

Pathologies

1. Arrêt cardio-respiratoire : ACR

Définition et physiologie

Inefficacité cardiaque (circulatoire et respiratoire) par perte de contractilité dont les causes peuvent être nombreuses, menant au décès en absence de prise en charge la plus rapide possible. En cas de réanimation possible, un délai de prise en charge au delà de la 6e minute peut occasionner des lésions cérébrales irréversibles.

Épidémiologie

Prévalence de 1,5/1 000 patients par an selon les certificats de décès. On a compté 9 000 arrêts cardiaques par jour aux USA en 2005.

Étiologies

L'arrêt cardiaque est secondaire à une arythmie ventriculaire (tachycardie ou fibrillation ventriculaire) dans 8 cas sur 10.
Il s'agit d'une asystolie, d'une bradycardie extrême, d'une torsade de pointe ou d'une dissociation électromécanique (activité électrique non suivie d'efficacité mécanique) dans les autres cas. Les causes principales de ces troubles sont les cardiopathies ischémiques, justifiant une coronarographie diagnostique au décours d'un ACR par trouble rythmique ventriculaire.
Les autres causes plus rares sont les cardiopathies dilatées ou hypertrophiques ; les dysplasies du ventricule droit (dégénérescence graisseuse du muscle ventriculaire droit générant des arythmies), syndrome de Brugada (anomalies de canaux ioniques cardiaques générant des arythmies, etc.), les tamponnades, les embolies pulmonaires massives, les troubles métaboliques (hyper ou hypokaliémies), etc.

Diagnostic

Terrain

- Cardiopathie sous jacente connue ou non, trouble métabolique, etc.
- Antécédents personnels ou familiaux de mort subite, etc.

pathologies

Examen clinique

- Il ne doit pas retarder la prise en charge : chaque seconde compte.
- Perte de connaissance brutale.
- Inefficacité cardiaque : absence de pouls (carotidien ou fémoral), pression artérielle imprenable, pâleur.
- Inefficacité ventilatoire : pas de mouvement respiratoire, cyanose.
- Mydriase bilatérale aréactive.

Examens complémentaires

Il faut obtenir un tracé du rythme cardiaque le plus vite possible. Cependant, aucun examen ne doit retarder la prise en charge. Ils sont faits au décours de la réanimation.

Bilan biologique

Bilan général et complet (retentissement de l'ACR sur la fonction des organes : rein, foie, lactate, etc.) recherche de trouble métabolique responsable (kaliémie, calcémie, etc.), une cause ischémique sous jacente (troponine), gaz du sang, etc.

Bilan non biologique

ECG ou au moins scope le plus rapide possible pour orienter la prise en charge. En fonction de l'évolution : bilan morphologique cardiaque secondaire (échographie, coronarographie, IRM ou scanner cardiaque, Holter ECG, radio pulmonaire, etc.)

Évolution

Six minutes d'anoxie sont responsables de lésions neurologiques irréversibles.
La prise en charge doit donc être la plus rapide possible.

Traitement - Comprendre les prescriptions

Arrêt cardiaque en dehors de l'hôpital

Dès le diagnostic fait, la réaction est stéréotypée.
Alerte rapide de service médical d'urgence (SAMU, pompiers, etc.).

En attendant leur arrivée

- Libérer les voies aériennes supérieures (corps étrangers, appareils dentaires).
- Assurer une activité cardiaque efficace : massage cardiaque externe (MCE) : mains l'une sur l'autre à plat sur la portion moyenne du sternum. Compressions profondes et énergiques, 100/minutes au

moins, en attendant la défibrillation la plus rapide possible (éventuellement par un défibrillateur semi automatique).
- Assurer une activité ventilatoire : moins important que le MCE : bouche à bouche avec insufflations brèves (1 seconde), rythmées par le MCE.
- Actuellement : 30 compressions pour 2 insufflations sont recommandées.
- La surveillance de l'efficacité se fait sur la prise du pouls fémoral ou carotidien.
- La compression est interrompue le moins longtemps possible pour vérifier l'efficacité.

À l'arrivée de l'équipe médicale

- Dès que possible, diagnostic électrique (scope, ECG, etc.).
- En cas d'asystolie (tracé plat), de bradycardie extrême ou de dissociation électromécanique (ECG normal mais pas d'activité mécanique) : adrénaline intraveineuse (1 mg, puis 3 mg toutes les 3 minutes ou 5 toutes les 5 minutes, à répéter tant que dure la réanimation, sans interrompre le MCE et la ventilation).
- Intubation pour ventilation mécanique le plus vite possible.
- En cas de fibrillation ventriculaire : défibrillation la plus rapide possible par choc électrique externe (CEE) : d'emblée à 360 J en cas de défibrillateur monophasique, à 200–260 J en cas de défibrillateurs bi-phasiques.
- En cas d'échec du premier CEE, le second sera réalisé sous Adrénaline.
- En cas d'échec du 2e choc, le troisième et les suivants seront réalisés sous *Cordarone* intraveineuse (Amiodarone).
- En cas de réanimation prolongée : alcalinisation par bicarbonate molaire à faible dose.
- Hospitalisation secondaire en réanimation médicale pour poursuite de la prise en charge thérapeutique et diagnostique.
- Dans certaines réanimation : hypothermie thérapeutique sous curares.

Arrêt cardiaque à l'hôpital

- *Idem*, mais en général, la prise en charge est plus précoce, surtout en ce qui concerne le diagnostic étiologique.
- En cas de torsade de pointe : CEE, puis administration d'Isoprénaline (*Isuprel*) pour accélérer le cœur, pose d'une sonde d'entraînement électro-systolique si échec.

Tracés ECG à connaître : urgences vitales

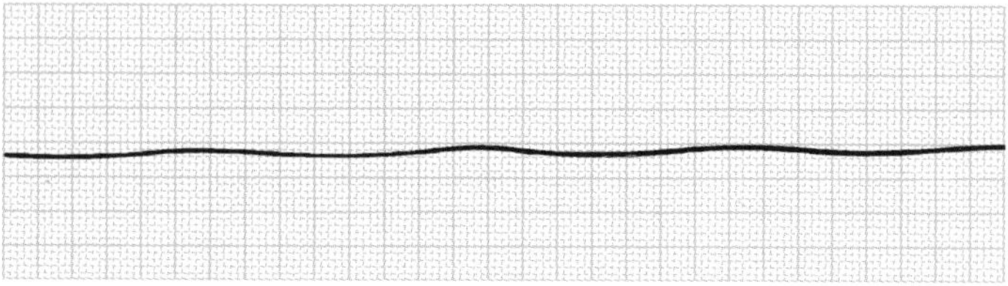

Figure 1.1. Asystolie.

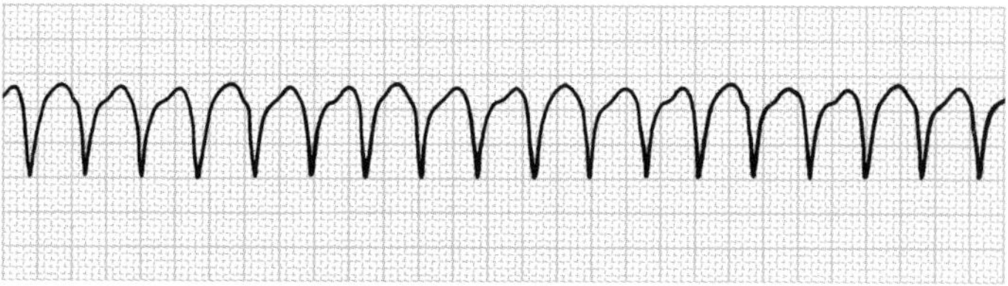

Figure 1.2. Tachycardie ventriculaire.

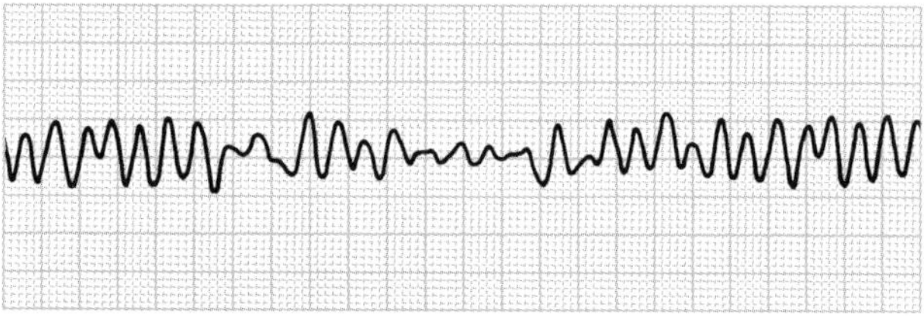

Figure 1.3. Fibrillation ventriculaire.

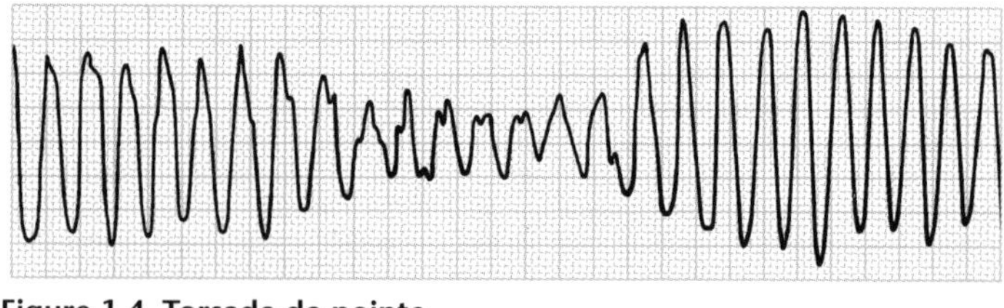

Figure 1.4. Torsade de pointe.

Conduite à tenir IDE

Patient en réanimation après réanimation

Prise de constantes Compétence 1

- Prise des constantes répétées et comparatives : fréquence cardiaque (FC), fréquence respiratoire (FR), pression artérielle (PA) aux deux bras, saturation en oxygène (SAO_2) en air ambiant.
- Surveillance de la diurèse (sonde vésicale), du transit, etc.

Recherche de signes de gravités Compétence 1

- Réalisation du bilan biologique selon prescription, ECG; radio pulmonaire après réanimation.
- Prise de médicaments : évaluer la tolérance, l'efficacité et la bonne prise des médicaments. Le plus souvent en IV ou par la sonde gastrique si patient intubé.

En cas de signes de gravité : patient en arrêt cardiaque Compétence 4

- Alerte rapide des médecins.
- Débuter la réanimation à plusieurs : les intervenant doivent s'attribuer un rôle spécifique (ventilation, massage, etc.) :
  - une personne pour libérer les voies aériennes supérieures (corps étrangers, appareils dentaires) et/ou assurer la ventilation : oxygénothérapie au masque avec sub-luxation de la mâchoire en attendant l'intubation pour ventilation mécanique par le médecin ou infirmière anesthésiste;
  - une personne pour assurer l'activité mécanique : CEE en urgence si trouble rythmique, avec MCE entre les chocs, adrénaline IV sinon avec toujours MCE entre les injections.
- Pour un MCE efficace, plusieurs personnes doivent se relayer.
- En règle générale, un médecin coordonne la réanimation.
- Préparation et injection des drogues (adrénaline IVD, *Isuprel* IV à la seringue électrique).
- Préparation du matériel d'intubation pour ventilation mécanique : Intubation : sonde de calibre adapté, vérification de l'étanchéité du

▶

Conduite à tenir IDE

ballonnet par injection d'air, lubrification de la sonde. Préparation du laryngoscope avec mise en place d'une lame adéquate, vérification du fonctionnement de la lampe.

- Préparation des drogues anesthésiques si besoin (benzodiazépine d'action courte (*Étomidate*) et curare en cas de trismus (*Célocurine* 1 ampoule).
- Préparation du ventilateur et réglage (médical) : FIO_2 100 % au départ, volume minute de 450 à 650 mL, fréquence respiratoire de 15/mn, éventuellement pressions télé-expiratoire positive (PEEP).
- Préparation de bicarbonate molaire si besoin.
- Préparation du matériel pour pose de voie veineuse centrale (administrer les drogues dans les gros vaisseaux) et de cathéter artériel pour surveillance de la pression sanglante (casaque, brosse bétadinée, cathéters, poche et tête de pression, perfusions, etc. dans des conditions stériles).
- Préparation du patient à la pose de ces cathéters : rasage et bétadinage de la peau.
- Programmer la radio pulmonaire post-intubation et post-cathéter si jugulaire ou sous clavier.

En cas d'absence de signes de gravité Compétence 4

- Succès de réanimation : soins d'un patient en réanimation.
- Respiratoire : Soins de bouche, de sonde d'intubation, aspirations répétées avec analyse macroscopique (infection pulmonaire ?), etc.
- Digestif : sonde gastrique, transit, etc.
- Voies d'abord vasculaires : perméabilité, propreté, rougeur, etc.
- Sédation : efficacité, possibilité de sevrage, etc.
- *Nursing* : prévention des escarres, soins oculaires, etc.

Évaluation de l'efficacité du traitement Compétence 5

2. Angine de poitrine et infarctus du myocarde

Définition et physiologie

Les artères coronaires irriguent le muscle cardiaque (myocarde) en lui apportant du sang oxygéné. La baisse de la perfusion du myocarde (ischémie) provoque des douleurs thoraciques (angor ou angine de poitrine). Elle est habituellement due à la diminution du calibre coronaire (par la présence de plaques d'athérome).

Épidémiologie

50 000 malades hospitalisés pour angor par an. Mortalité annuelle en France : 10 %.

Physiopathologie et étiologies

La cause principale est l'athérosclérose coronaire dans 90 % des cas.
La présence de facteurs de risque cardiovasculaire (FDRCV : tabagisme, HTA, diabète, hypercholestérolémie, etc.) favorise la formation de plaques riches en graisse tapissant les artères (coronaires, etc.), les plaques d'athérome, qui diminuent peu à peu le calibre artériel.
Si cette plaque est stable : baisse des apports sanguins au myocarde à l'effort (douleur d'angor d'effort), tout va bien au repos.
Si cette plaque est instable : elle enclenche des mécanismes pouvant provoquer des douleurs d'angor de repos (syndrome coronaire aigu ou IDM si l'artère est bouchée).
Les autres causes possibles sont :
– les lésions coronaires non athéromateuses (post radiothérapie);
– l'angor à coronaires saines : spasme coronaire, anémie sévère, etc.

Angor stable

Définition

Angor survenant à l'effort et cédant rapidement à l'arrêt de l'effort ou sous vasodilatateur artériel (trinitrine).

Diagnostic

Terrain

Sujet porteur de FDRCV.

Signes fonctionnels

- Douleur thoracique typiquement rétro sternale, en barre, constrictive, oppressive.
- Douleur irradiant au cou, à la mâchoire, aux bras (gauche).
- Douleur parfois atypique : douleur épigastrique, etc.
- Parfois, sensation de blocage respiratoire à l'effort (blockpnée).

Examens complémentaires

Biologie

- Recherche de FDRCV (glycémie et dosage des lipides à jeun).
- Dosage des enzymes cardiaques et de la troponine.
- Bilan biologique standard.

ECG

- Normal en dehors des crises.
- Pendant la douleur (per-critique) : anomalies traduisant une ischémie (troubles de repolarisation : anomalies de l'onde T ou du segment ST).

Échocardiographie

- Analyse de la cinétique segmentaire et fonction cardiaque.

Test d'ischémie à l'effort

Ce test cherche à reproduire la douleur ou une anomalie de l'ECG à l'effort sous contrôle médical strict. Il peut s'agir de :
- test sur vélo ou tapis roulant;
- échographie de stress : effort ou perfusion d'un tonicardiaque (*Dobutamine*) pour accélérer le cœur : permet en plus une analyse de la cinétique segmentaire à l'effort;
- test d'effort couplé à une scintigraphie : analyse la fixation cardiaque d'un traceur (thallium) à l'effort puis au repos.

Coronarographie

En cas de test d'ischémie positif : visualise les artères coronaires.

Évolution

En absence de traitement, évolution possible vers l'angor de repos.

Traitement

Traitement de la crise

Arrêt de l'effort.
Si insuffisant : dérivés nitrés d'action rapide (vasodilatateurs artériels), par exemple en spray sublingual (*Natispray*) en position assise (hypotenseurs artériels).

Traitement de fond

Il associe :
- *Antiagrégants plaquettaires* : aspirine à faibles doses (*Kardegic* 75 ou 160 mg, *Aspegic* 100 ou 250 mg par jour ou clopidogrel (*Plavix*).
- *Anti-ischémiques* :
  - 1re intention : bêtabloquants. Ils baissent la consommation en oxygène du cœur au repos et à l'effort en diminuant la FC. Exemple : atenolol (*Tenormine*);
  - 2e intention : inhibiteurs calciques bradycardisants : verapamil (*Isoptine*) ou non bradycardisants : amlodipine (*Amlor*);
  - en cas d'insuffisance des bêtabloquants ou de contre-indications : inhibiteur sélectif du courant If (ivabradine : *Procoralan*); voire tentative de diminution du métabolisme intra-cellulaire (trimetazidine : *Vastarel*);
  - attente d'AMM pour la ranolazine (*Ranexa*) : inhibiteur du courant sodique tardif.
- *Anti-angineux* : dérivés nitrés.
- *Vasodilatateurs artériels* : évitent la crise d'angor. Exemple : trinitrine en patch 12 heures sur 24, ou donneurs de monoxydes d'azote (NO) : *Corvasal*.

Correction des facteurs de risque cardiovasculaire : baisse du cholestérol (LDL <1 g/L par statine : ex : Simvastatine, *Zocor*), correction du diabète, arrêt du tabac, etc.

Traitement de la lésion coronaire : revascularisation

- Dilatation (angioplastie) d'une sténose coronaire au décours d'une coronarographie si accessible, avec mise en place d'un endo prothèse coronaire (stent) quasi-systématique.

NB : en cas de stent : traitement au long cours par Clopidogrel (*Plavix*) associé à l'aspirine.
- En cas de lésions diffuses ou non accessibles à la dilatation : indication à une chirurgie (pontages aorto-coronaires) ou traitement médical seul si impossibilité de pontage.

pathologies

- De plus en plus sont utilisés des stents actifs (recouvert d'une substance chimio-thérapeutique) visant à diminuer le risque de resténose intra-stent.
- Ces stents ont un risque plus important de thrombose : il faut garder au long cours l'association aspirine + clopidogrel.

Angor instable : syndrome coronaires aigus (SCA) sans élévation du ST

Définition et physiologie

- Angor au repos, et/ou d'apparition récente et/ou d'effort survenant pour des efforts de plus en plus minime et/ou spastique (angor de Prinzmetal).
- Déstabilisation de plaque d'athérome qui diminue beaucoup le calibre artériel.

Diagnostic

Terrain

Sujet porteur de FDRCV.

Signes fonctionnels

Douleur d'angor au repos.

Examen clinique

Prise de constantes (fréquence cardiaque et respiratoire; pressions artérielle, etc.), recherche de souffle cardiaque ou de signe d'insuffisance cardiaque, palpation des pouls, etc.

Examens complémentaires

ECG

Ischémie au repos : négativation des ondes T, sous décalage de ST.

Échographie cardiaque

Analyse la cinétique segmentaire et globale, les dimensions cardiaques, etc.

Biologie

Possible élévation des enzymes cardiaques et de la troponine.

Évolution

Infarctus du myocarde : traitement en urgence en soins intensifs cardiologiques.

Traitement - Comprendre les prescriptions

Urgence vitale : risque d'IDM.

Hospitalisation en urgence en Unités de soins intensifs cardiaques (USIC)

- Repos strict au lit.
- Pose d'une voie veineuse périphérique.
- Scope : fréquence cardiaque, de la pression artérielle, de l'électrocardiogramme.
- Traitement antiagrégant plaquettaires : aspirine *per os* et clopidogrel ou prasugrel (*Efient*) en dose de charge.
- Traitement anticoagulant à doses efficaces (héparine intra veineuse ou sous cutané).
- Traitement anti-ischémique : bêtabloquants *per os*.
- Trinitrine en intra veineux : *Risordan* 1 mg/h à adapter à la pression artérielle.
- Coronarographie pour dilatation de l'artère responsable dans les 48 à 72 heures après préparation médicamenteuse, en urgence en cas d'échec du traitement médical.

Par la suite

- Traitement identique à celui de l'angor stable.

Angor spastique

Définition

Spasme plus ou moins occlusif coronaire (souvent sans athérome).

Diagnostic

Terrain

Sujet souvent jeune, féminin, tabagique.

Signes fonctionnels

Douleur d'angor au repos souvent au pic adrénergique (matin).

Examen clinique

Prise de constantes (fréquence cardiaque et respiratoire; pressions artérielle, etc.), recherche de souffle cardiaque ou de signe d'insuffisance cardiaque, palpation des pouls, etc.

Examens complémentaires

Échographie cardiaque

Analyse la cinétique segmentaire et globale, les dimensions cardiaques, etc.

ECG

- Per-critique : sus décalage du segment ST.
- Post-critique : normal.

Évolution

Occlusion coronaire prolongée : IDM avec trouble rythmique ventriculaire potentiellement mortel (fibrillation ventriculaire).

Traitement - Comprendre les prescriptions

Les bêtabloquants qui favorisent le spasme coronaire sont interdits : vasodilatateurs artériels et anti-spastiques (dérivés nitrés et inhibiteurs calciques).
NB : coronarographie souvent normale.

Infarctus du myocarde

Définition

- Occlusion aiguë d'une coronaire : nécrose d'une partie du muscle cardiaque.
- Urgence extrême : plus le traitement est rapide, plus la nécrose est faible.

Épidémiologie

100 000 infarctus du myocarde par an en France.

Physiopathologie

Déstabilisation d'une plaque d'athérome qui bouche complètement une coronaire : arrêt de l'apport en oxygène au myocarde, mort de cellules cardiaques.

Au-delà d'un délai de 6 heures environ, la nécrose est le plus souvent irréversible.

Diagnostic

Terrain

– Patient porteur de FDRCV.
– Suit souvent un angor instable.

Signes fonctionnels

Douleur d'angor de repos prolongée ne cédant pas aux dérivés nitrés.

Examen clinique

Prise de constantes (fréquence cardiaque et respiratoire; pressions artérielle, etc.), recherche de souffle cardiaque ou de signe d'insuffisance cardiaque, palpation des pouls, etc.

Examens complémentaires

ECG

Sus-décalage du segment ST (onde de Pardee) dans des dérivations correspondant à un territoire cardiaque avec miroir (sous-décalage du ST) dans les dérivations opposées.

Échocardiographie

Bilan de contractilité, recherche de complications.

Radio pulmonaire

Recherche de complications (insuffisance cardiaque, souffle, etc.).

Pronostic et évolution

Plus le traitement est rapide (avant la 6e heure), plus le pronostic est bon. Plus il est tardif, plus l'étendue de nécrose est grande, plus il y a de risque de complications potentiellement mortelles.

Bilan au décours d'un infarctus

– Échocardiographie : mesure de FEVG, recherche complications.
– Holter ECG : recherche des troubles rythmiques cardiaques.
– Recherche d'*ischémie résiduelle ou de viabilité* dans un territoire cardiaque après IDM (scintigraphie d'effort ou de repos).

Complications

– Troubles du rythme cardiaque ventriculaires (risque de fibrillation ou tachycardie ventriculaire) ou auriculaires (fibrillation atriale, flutter, etc.).

- Troubles de la conduction cardiaque (blocs auriculo-ventriculaire, bradycardie, etc.).
- Insuffisance cardiaque gauche pouvant aller jusqu'à l'OAP et le choc cardiogénique.
- Insuffisance cardiaque droite en cas d'infarctus du ventricule droit.
- Complications mécaniques :
  - rupture septale : nécrose du septum inter-ventriculaire. Fermeture chirurgicale urgente ;
  - rupture du VG dans le péricarde : tamponnade. Drainage chirurgical urgent ;
  - rupture du VG dans le médiastin : urgence extrême, mortalité presque de 100 % ;
  - insuffisance mitrale ischémique : nécrose d'un pilier de la valve ;
  - péricardite aiguë ;
  - anévrisme VG : déformation cardiaque avec risque de thrombose (et donc embolie), de rupture, d'insuffisance cardiaque ou d'arythmie.

Traitement - Comprendre les prescriptions

Traitement de l'IDM en phase aiguë

Urgence vitale, chaque minute compte.

Pré-hospitalier (SAMU)

- Antalgiques (morphine).
- Perfusion, scope cardiaque permanent.
- Traitement antiagrégant intraveineux : aspirine (*Aspegic*) 500 mg.
- Traitement anticoagulant : héparine non fractionnée à dose efficace après un bolus de 500 unités.
- Traitement anti-ischémique : bêtabloquants (sauf OAP ou bradycardie).
- Re-perfusion la plus rapide possible.
- Deux possibilités :
  - thrombolyse pré-hospitalière (SAMU) (*en absence de* contre-indication). Exemple : *Actilyse* ;
  - angioplastie en urgence au décours d'une coronarographie (avec stent).

Après la revascularisation

- Hospitalisation en USIC, monitorage de la FC, PA, SAO_2, conscience.
- Repos strict au lit pendant au moins 48 heures.
- Traitement anticoagulant efficace pendant 48 heures au moins.
- Traitement antiagrégant, par exemple : aspirine (*Aspegic* 100 ou 250 mg) à vie.

– Si stent : association d'antiagrégant (en plus : *Plavix* 75 mg au long cours).
– Traitement anti-ischémique : voir *Angor de repos*.

Traitement au décours (de fond)

Mesures générales

– Correction des FDRCV : arrêt du tabac, équilibrer le diabète et l'HTA, hypolipémiants systématiques (exemple : atorvastatine : *Tahor*, 80 mg *per os* ; simvastatine : *Zocor*, etc.), perte de poids, etc.
– Arrêt de travail (environ 21 jours) et prise en charge 100 %.

Médicaments

– Antiagrégants à vie.
– Traitement anti-ischémique : bêtabloquants et/ou inhibiteurs calciques.
– Anti-angineux : dérivés nitrés si besoin, *Natispray* en cas de crise.
– Statine en prévention secondaire.
– Inhibiteurs de l'enzyme de conversion : ils limitent les risques d'insuffisance cardiaque et de récidive d'IDM. Exemple : trandolapril (*Odrik*) ou AA2 (valsartan, *Nisis*).

Conduite à tenir IDE

Angor d'effort/Patient hospitalisé pour bilan (coronarographie)

Accueil du patient Compétence 1

Recueil des observations participant à la bonne connaissance de la santé du patient (interrogatoire ciblé, recherche d'allergies, etc.).

Prise de constantes Compétence 1

Fréquence cardiaque (FC), fréquence respiratoire (FR), pression artérielle (PA) aux deux bras, saturation en oxygène (SAO_2) en air ambiant.

Évaluer la tolérance de la douleur (échelle EVA) Compétence 1

▶

Conduite à tenir IDE

Réalisation du bilan biologique selon prescription, ECG Compétence 4

- Explication des examens complémentaires radiologiques.
- Remise des feuilles de consentement avant coronarographie.
- Préparation cutanée à la ponction artérielle : rasage et bétadinage (en absence d'allergie) soit fémoral, soit radial.
- Prise de médicaments : évaluer la tolérance, l'efficacité et la bonne prise des médicaments.

Conduite à tenir IDE

Patient en soins intensifs : angor instable ou IDM

- Idem que pour l'*angor d'effort*, page 43, puis :

Installation du patient en USIC Compétences 1, 3 et 4

- repos strict au lit. Rassurer le patient ;
- mise en route du monitoring cardiaque (Scope ECG, PA, SAO_2, FC, FR) ;
- mise en place d'un dispositif de recueil des urines si besoin (exemple : choc cardiogénique) ;
- mise en place d'une voie d'abord périphérique ;
- réalisation d'un ECG 18 dérivations : à l'arrivée, et systématiquement en cas d'événement hémodynamique (douleur, dyspnée, palpitation, etc.).

Mise en route du traitement médicamenteux

- intraveineux : antalgiques, anticoagulants, vasodilatateurs, etc. S'assurer de la bonne fonctionnalité de la voie d'abord, de la tolérance et de l'efficacité du traitement ;
- traitement *per os* (antiagrégants, anti-ischémiques, hypolipémiants, etc.) : *Idem* ;
- anxiolytiques et/ou laxatifs souvent nécessaires en milieu réanimatoire.

Conduite à tenir IDE

Surveillance particulière

- scope ECG : recherche de complications rythmique.

☛ *Surveillance d'un patient au décours d'un cathétérisme artériel*

Surveillance générale : prise des constantes vitales, surveillance de la diurèse, etc.
Évaluation de la douleur :
– recherche d'une réaction allergique;
– recherche d'un saignement local.
Surveillance du point de ponction : saignement, propreté, etc.
Surveillance du membre de la ponction artérielle : coloration, chaleur, recherche de signes d'ischémie, d'abolition de pouls d'aval, etc.
En cas de pansement compressif : surveiller l'absence de compression ou de saignement.

Évaluation de l'observance, de la tolérance et de l'efficacité du traitement Compétence 5

3. Insuffisance cardiaque (IC)

Définition physiologie

Le cycle cardiaque (grande circulation) se divise en systole (éjection du sang du ventricule gauche (VG) dans l'aorte : apport du sang aux organes) et diastole (remplissage du VG par du sang oxygéné)

L'insuffisance cardiaque est l'incapacité du cœur à fournir un débit correspondant aux besoins de l'organisme (baisse du débit cardiaque). Elle peut être due à une dysfonction systolique (baisse de la fonction pompe cardiaque (fraction d'éjection ventriculaire gauche : FEVG altérée) ou diastolique (trouble du remplissage cardiaque, FEVG conservée).

Épidémiologie

L'IC atteint plus de 5 % de la population après 75 ans, c'est la première cause d'hospitalisation en cardiologie.

Physiopathologie et mécanismes d'adaptation

Divers mécanismes d'adaptation se mettent en route pour compenser cette baisse du débit :

- augmentation de la fréquence cardiaque (par synthèse d'adrénaline);
- augmentation du volume sanguin circulant (par réabsorption rénale d'eau et de sel);
- hypertrophie et dilatation cardiaque pour améliorer le remplissage et l'éjection.

Initialement efficaces, ces mécanismes sont délétères à long termes : épuisement du cœur par tachycardie, dilatation trop importante, excès de volume sanguin, surcharge hydro-sodée, etc.

La plupart de ces mécanismes d'adaptation dépendent du *système rénine-angiotensine-aldostérone* (SRAA) :

- la baisse du débit cardiaque et rénal provoque la synthèse d'une molécule (rénine) par le rein;
- la rénine transforme une autre molécule (l'angiotensinogène) en angiotensine 1 (AT1);
- l'AT1 est transformée en angiotensine 2 (AT2) par une enzyme (enzyme de conversion);
- l'AT2 induit la synthèse d'aldostérone.

L'AT2 et l'aldostérone vont être responsables d'une hypertrophie des vaisseaux sanguins (provoquant une hypertension artérielle) et du muscle cardiaque, d'une fibrose cardiaque et vasculaire, d'une ré-absorption excessive par le rein d'eau et de sel, etc.
Les traitements de l'insuffisance cardiaque vont chercher à lutter contre tous ces mécanismes d'adaptation délétères.

Étiologies

Toutes les cardiopathies peuvent évoluer vers l'insuffisance cardiaque.

IC systolique (baisse de la FEVG)

- Perte de cellules cardiaques par nécrose (infarctus du myocarde) ou infection (myocardites).
- Dilatation cardiaque (et baisse de la FEVG) : cardiomyopathies dilatées (CMD).
- Causes : ischémiques, idiopathiques, alcooliques, valvulaires, etc.

IC diastolique (FEVG normale : trouble du remplissage)

- Hypertrophie cardiaque trop importante : HTA, maladie valvulaire (sténose aortique), etc.
- Cardiopathies infiltratives : fibrose cardiaque (amylose).
- Cardiopathies hypertrophiques.

Diagnostic

Signes fonctionnels

Dyspnée d'effort puis de repos (à quantifier : stade NYHA), asthénie, prise de poids à quantifier (œdèmes).
- Stade NYHA-New York Heart Association : *stade 1* : pas de dyspnée.
- *Stade 2* : dyspnée pour des efforts importants.
- *Stade 3* : dyspnée pour des efforts minimes.
- *Stade 4* : dyspnée de repos, orthopnée.

Examen clinique

Recherche des signes d'insuffisance cardiaque gauche (tachycardie, hypo tension artérielle, crépitants pulmonaires) et droite (œdèmes des membres inférieurs, ascite, turgescence des veines jugulaires)

Examens complémentaires

ECG

Bilan de cardiopathie sous-jacente, tachycardie.

Radio pulmonaire

Recherche d'une cardiomégalie, de signes d'œdème pulmonaires, d'épanchements des plèvres.

Biologie

Recherche une insuffisance rénale, hyponatrémie, anomalie des gaz du sang, élévation du BNP (*Brain Natriuretic Peptid*; assez spécifique de l'insuffisance cardiaque).

Échocardiographie

Bilan de cardiopathie sous jacente, évaluation de la fonction contractile (FEVG) des pressions intracardiaques et pulmonaires, etc.

Mesure de la VO_2 Max (consommation maximale d'o_2 à l'effort : facteur pronostic)

Holter ECG

Recherche de troubles rythmiques cardiaques souvent associés et de mauvais pronostic.

Évolution

- L'IC chronique évolue par périodes de rémissions entrecoupées de poussées aiguës (œdème aigu pulmonaire : OAP). On parle de décompensation cardiaque.
- Toute décompensation d'une IC chronique est secondaire à un facteur déclenchant à traiter.
- Facteurs déclenchant classiques : écarts de régime désodé, écarts de traitements, infections, troubles du rythme cardiaque, infarctus, poussée d'hypertension, etc.

Formes sévères

Insuffisance cardiaque droite

Les formes évoluées d'insuffisance cardiaque gauche évoluent vers l'insuffisance cardiaque droite (et donc globale) se traduisant par des signes d'insuffisance cardiaque gauche et droite (tableau d'anasarque : oedèmes diffus).

Œdème aigu pulmonaire (OAP) cardiogénique

- Décompensation d'une insuffisance cardiaque suite à un facteur déclenchant.

- Signes fonctionnels : dyspnée de repos et de décubitus (orthopnée), expectorations mousseuses rosées, grésillement laryngé, toux.
- La saturation en oxygène en air ambiant (SAO_2) est basse, il existe une accélération de la fréquence cardiaque (tachycardie) et respiratoire (polypnée), une angoisse importante.
- L'examen clinique trouve des râles crépitants inspiratoires pulmonaires.
- Il faut chercher des signes d'insuffisance cardiaque droite associés et un facteur déclenchant.

Choc cardiogénique

- Il traduit un débit cardiaque très abaissé.
- C'est la forme la plus évoluée de l'insuffisance cardiaque. En plus des signes de l'OAP, on trouve l'hypo tension artérielle sévère, la tachycardie, les marbrures, les troubles de la conscience, l'oligurie, l'asthénie importante, etc.

Traitement – comprendre les prescriptions

Traitement étiologique

Tant que possible, revascularisation d'une cardiopathie ischémique, remplacement valvulaire, réduction d'une arythmie cardiaque, etc.

Correction et suppression des facteurs décompensants

- Régime désodé strict ou peu salé avec conseils de diététiciens.
- Traitement et prévention des infections avec vaccination antigrippale systématique.

Traitement de l'insuffisance cardiaque

Mesures générales

- Régimes : restriction des apports en eau et en sel (2 g/jour par exemple).
- Limiter l'activité physique en cas de poussée, la favoriser par ailleurs.
- Correction des facteurs de risque cardiovasculaire (HTA, tabac, diabète, cholestérol, etc.).
- Vaccinations anti grippale et pneumocoque.
- Médicaments : le choix des classes thérapeutiques se fera en fonction du stade NYHA et de la cause de l'insuffisance cardiaque.

Médicaments

Diurétiques de l'anse

- Traitement des rétentions d'eau et de sel en augmentant leur évacuation par le rein.
- Molécules employées : furosémide (*Lasilix*), bumétamide (*Burinex*). Action rapide et courte, utilisables *per os* ou IV dans le traitement des poussées.
- Systématique en cas de poussée, et à partir du stade 2-3 de la NYHA.

Inhibition du système rénine angiotensine aldostérone (SRAA)

Inhibiteurs de l'enzyme de conversion (IEC)
- Ils diminuent la mortalité et la morbidité (nombre d'hospitalisation).
- Ils empêchent la synthèse d'angiotensine 2 : dilatateurs artériels et veineux, limitent la dilatation cardiaque, améliorent l'éjection.
- Exemple de molécules employées : ramipril (*Triatec*), perindopril (*Coversyl*), etc.
- Traitements de fond très importants de l'insuffisance cardiaque : ils doivent être prescrits à la dose maximale possible.
- Prescription systématique dès le stade 1 de la NYHA (si intolérance : AA2).

Agonistes des récepteurs de l'angiotensine 2 : AA2
- Ils diminuent la morbi-mortalité.
- Ils bloquent les récepteurs de l'AT2 et donc son action.
- Molécules employées : candesartan (*Kenzen, Atacand*) ou valsartan (*Tareg*).
- À la place des IEC en cas d'intolérance, en première intention, voire dans certains cas en association aux IEC.

Anti-aldostérone

- Ils diminuent la mortalité et la morbidité (nombre d'hospitalisation).
- Ils inhibent la synthèse d'aldostérone. Diurétiques épargnant le potassium.
- Molécules employées : spironolactone (*Aldactone*) et eplérenone (*Inspra*) en post-infarctus.
- Systématique à partir du stade 3 de la NYHA (*Aldactone*) ou avant si post-infarctus (*Inspra*).

Bêtabloquants cardiosélectifs

- Ils diminuent la mortalité et la morbidité (nombre d'hospitalisation).
- Ils bloquent l'hyper-adrénergie responsable de la tachycardie.

- Prescription très prudente, risque de mauvaise tolérance (choc cardiogénique, etc.)
- Introduits à distance des poussées aiguës.
- Molécules employées : carvedilol (*Kredex*) ou le bisoprolol (*Cardensiel*).
- Mise en route en milieu hospitalier sous surveillance médicale stricte.
- Systématiques en post-infarctus, dès le stade 2 de la NYHA par ailleurs.

Vasodilatateurs veineux

- Traitement symptomatique : améliorent les symptômes.
- Ils baissent la pression artérielle et favorisent l'éjection cardiaque.
- Molécule employée : trinitrine intraveineuse (*Risordan* : 1 mL/h).

Inotropes positifs

- Classe regroupant les drogues ayant un effet tonicardiaque, inotropes positifs (augmentation de la contractilité et donc du débit). Certaines ont aussi un effet vasoconstricteur (elles élèvent la pression artérielle).
- Molécules les plus utilisées : dobutamine (inotropes positifs), adrénaline (inotrope positif et vasoconstricteur).
- Indication usuelle : traitements des poussées très sévères avec choc cardiogénique.

Traitement des formes terminales

Lorsque les médicaments et règles diététiques ne suffisent plus.

Stimulation cardiaque

- Dans certaines formes d'insuffisance cardiaque, certains *Pace Makers* peuvent améliorer la contraction des ventricules en la synchronisant : PM de resynchronisation (également appelés : multi sites ou bi ventriculaire).
- Efficaces lorsque les patients ont une FEVG < 35 % et un bloc de branche large (gauche surtout), voire en cas d'asynchronisme de contraction mesuré en échocardiographie.

Défibrillateur automatique implantable

- Pour traiter les troubles rythmiques ventriculaires dans les formes sévères.
- Indiqué dès que la FEVG < 35 % sans cause étiologique curable, en prévention primaire des morts subites.

Défibrillateur bi-ventriculaire

Il associe un défibrillateur en un PM de re synchronisation : FEVG < 35 % et QRS larges.

Assistance circulatoire

- Contre pulsion par ballonnet intra-aortique (CPBIA) : ballon posé par cathétérisme artériel dans l'aorte pour améliorer la perfusion coronaire et cérébrale.
- Pompes extracardiaques : circulations extra-corporelles.
- Pompes cardiaques (assistances ventriculaires gauches, droites, ou bi ventriculaires).
- Traitement très lourd en attente d'une greffe cardiaque.

Transplantation cardiaque

Indications : insuffisance cardiaque réfractaire avec FEVG < 20 %, VO_2 Max < 14 mL/kg/min, âge < 65 ans, etc.

Comprendre les règles de prescription

Insuffisance cardiaque chronique stable

- Les règles hygiéno-diététiques sont toujours nécessaires.
- Traitements symptomatiques :
  - diurétique de l'anse à faible dose, voire pas du tout su stade 1-2 NYHA;
  - systématique à partir du stade 2-3 NYHA.
- Traitements de fond pour baisser la morbi-mortalité :
  - un traitement si NYHA 1 : IEC (ou AA2);
  - deux traitements si stade 2 : IEC (ou AA2) + bêtabloquant cardio-sélectif;
  - trois traitements si stade 3 : IEC (ou AA2) + bêtabloquant + anti aldostérone;
  - au stade 4 : tous avec éventuellement association IEC-AA2, cures d'inotropes, digoxine (pour effet inotrope positif), etc.
- En post infarctus, en cas d'insuffisance cardiaque, débuter immédiatement IEC + bêtabloquant + anti-aldostérone (éplérénone).

Insuffisance cardiaque en poussée : OAP

- Hospitalisation en USIC. Perfusion. Restriction en eau et sel. Repos strict au lit demis-assis.
- Traitement de tout facteur déclenchant.
- Surveillance par scope de la fréquence cardiaque, pression artérielle, saturation en oxygène, ECG, diurèse et poids tous les jours.
- Repos strict au lit pendant les 24 premières heures.

– Oxygénothérapie à adapter à la saturation.
– Diurétiques de l'anse en intraveineux : furosémide (*Lasilix*) ou bumétamide (*Burinex*).
– IEC ± ou AA2 ± anti-aldostérone.
– Vasodilatateurs veineux : en cas d'HTA.
– Anticoagulation préventive.
– Supplémentation potassique.
– Les bêtabloquants ne seront introduits qu'à distance d'une poussée.

Choc cardiogénique

– *Idem* mais contre-indication aux vasodilatateurs (hypotension).
– Inotropes positifs, exemple : dobutamine 15 µg/kg/min.
– Mise en place d'un dispositif de recueil des urines pour quantifier la diurèse.

Conduite à tenir IDE

Insuffisance cardiaque

Accueil du patient Compétence 1

Recueil des observations participant à la bonne connaissance de la santé du patient (interrogatoire ciblé, prise des constantes hémodynamiques et respiratoires).

Prise de constantes Compétence 1

- Fréquence cardiaque (FC), fréquence respiratoire (FR), pression artérielle (PA) aux deux bras, saturation en oxygène (SAO_2) en air ambiant.
- Pesée : le poids du patient à l'entrée est à comparer au poids de forme.

Recherche des signes de gravité Compétence 1

Hémodynamique (choc : hypo TA, tachycardie, marbrures, troubles de la conscience (évoquant une tamponnade) et respiratoire (détresse : polypnée, désaturation, signes de lutte, etc.).

En cas de signes de gravité : OAP ou choc cardiogénique Compétences 3 et 4

- Appel du médecin en urgence. Organiser le transfert en réanimation.

Conduite à tenir IDE

En attendant :

- Rassurer le patient tant que possible.
  - position demi assise ;
  - pose d'une (ou plusieurs) voie(s) d'abord veineuse(s) en urgence ;
  - mise en place d'un dispositif de recueil des urines : surveiller la diurèse ;
  - scope : ECG, PA, FR, SAO_2, FC.
- Débuter le bilan (biologie standard, gaz du sang, demande de RP, ECG).
- Pas d'apports salés (sérum glucosé, 250 cc/jour), restriction hydrique.
- Traiter la défaillance respiratoire :
  - débuter l'oxygène avec débit à adapter à la saturation en O_2 : lunette, sonde, masque à haute concentration. Si insuffisant : utiliser le respirateur pour séances de ventilation non invasive ou ventilation mécanique avec le médecin ;
  - nécessité de ventilation non invasive : rassurer et expliquer les séances au patient ;
  - nécessité de ventilation mécanique sous anesthésie générale : préparation d'un dispositif d'aspiration et préparation des anesthésiques (benzodiazépine d'action rapide, curares) ;
  - préparer sonde d'intubation, lubrification, vérification de l'étanchéité du ballonnet par insufflation de 5 à 10 cc d'air ;
  - vérification du laryngoscope ;
  - patient en décubitus dorsal, appareils dentaire éventuels retirés ;
  - réglage de l'appareil : médical (FIO_2, FR, volume courant, PEEP) ;
  - programmer radio pulmonaire au lit pour contrôler la sonde (urgent).
- Mise en route du traitement de la défaillance hémodynamique :
  - préparation des drogues inotropes positives si choc (exemple : dobutamine) ;
  - préparation des diurétiques IV ;
  - préparation et mise en route de trinitrine IV (si OAP avec HTA).

Conduite à tenir IDE

- Mise en route de la prévention des maladies thrombo-emboliques par héparines de bas poids moléculaires sous cutanées (exemple : *Lovenox* 0,2 mL).

En cas d'absence de signes de gravité Compétence 4

- Installation du patient :
  - position demi assise tant que nécessaire, repos strict selon prescription médicale;
  - mise en route du monitoring cardiaque (Scope ECG, PA, SAO_2, FC, FR) si besoin;
  - mise en place d'une voie d'abord périphérique si besoin;
  - réalisation d'un ECG 18 dérivations : à l'arrivée, et systématiquement en cas d'événement.
- Réalisation du bilan :

Selon prescription médicale : biologique et radiologique (RP, ETT, etc.).

- Mise en route du traitement médicamenteux :

Traitements intraveineux (dérivés nitrés, diurétiques) ou *per os* (diurétiques, IEC, bêtabloquants, etc.).

Dans tous les cas

Prévention des maladies thrombo-emboliques par héparines de bas poids moléculaires sous cutanées (exemple : *Lovenox* 0,2 mL).

Surveillance

- S'assurer de la bonne prise, de la tolérance et de l'efficacité du traitement.
- En cas de prescriptions d'examens complémentaires spécifiques, explication des examens au patient.
- Pesée et surveillance de la diurèse quotidienne.
- Pression artérielle, saturation en air ambiant, amélioration des signes fonctionnels Compétences 3, 5 et 6

Évaluation de la tolérance, de l'observance et de l'efficacité du traitement Compétence 5

4. Œdème aigu pulmonaire

Définition et physiologie

- Décompensation d'une cardiopathie connue au préalable ou non, secondaire à un facteur déclenchant.
- Urgence diagnostique et thérapeutique.
- Risque vital (arrêt respiratoire et cardiaque).
- Il peut s'agir d'un dysfonctionnement systolique : perte de force contractile, baisse de la fraction d'éjection (FE) du ventricule gauche (VG) ou diastolique surtout chez les personnes âgées (FEVG préservée, trouble du remplissage et de la compliance du VG).

La prise en charge des symptômes, du facteur déclenchant et de la maladie cardiaque sous jacente sont les moments clés de la prise en charge.

Épidémiologie et étiologies

Motif très fréquent d'hospitalisation en soins intensifs de cardiologie.

Lorsqu'il s'agit d'un premier épisode sans maladie cardiaque connue jusque là, les causes habituelles sont : l'infarctus aigu (ou syndrome coronarien aigu avec ou sans sus décalage de ST), les poussées hypertensives, les passages en arythmie cardiaque (fibrillation atriale : FA), les fuites valvulaires aiguës (exemple : insuffisance mitrale aiguë par rupture de cordage), etc.

En cas de décompensation d'une cardiopathie connue, les maladies cardiaques le plus souvent responsables sont les cardiopathies ischémiques et hypertensives.

Les facteurs décompensant classiques sont les écarts de régime désodé, les écarts de traitement, les passages en arythmie cardiaque et les poussées hypertensives.

Physiopathologie et mécanismes d'adaptation

À l'occasion d'un facteur déclenchant, dysfonctionnement aigu systolique ou diastolique du VG. Elévation brutale des pressions intracardiaques qui va se répercuter de proche en proche jusqu'aux capillaires pulmonaires occasionnant une fuite d'eau et de sel (œdème aigu) dans les poumons (pulmonaire) responsable d'une dyspnée aiguë.

Diagnostic

Terrain

- Patient avec une cardiopathie sous jacente habituellement connue et traitée.
- Facteur décompensant à retrouver à l'interrogatoire, à l'examen clinique ou lors du bilan para-clinique.

Signes fonctionnels

- Dyspnée aiguë avec polypnée et orthopnée (impossibilité à respirer allongé) : le patient est assis au bord du lit. Toux avec expectorations mousseuses rosées dans les formes les plus sévères.
- Poussée hypertensive responsable ou réactionnelle habituelle. Dans les formes les plus graves, la pression artérielle baisse (choc cardiogénique).

Examen clinique

- Tachycardie, hyper ou hypo-tension artérielle.
- Polypnée, tachypnée, cyanose des extrémités, pâleur et sueurs. Désaturation en oxygène en air ambiant.
- Examen pulmonaire; râles crépitants bilatéraux et symétriques.

Examens complémentaires

Bilan biologique

Possible hyponatrémie. Élévation du *Brain Natriuretic Peptid* (BNP).

Électrocardiogramme

Recherche des signes de cardiopathie sous jacente et/ou le facteur décompensant (FA?, etc.).

Radio pulmonaire au lit

Cardiomégalie, œdème pulmonaire, etc.

Échographie cardiaque trans-thoracique au lit en urgence

Apprécie la fonction cardiaque et permet le monitorage des pressions cardiaques et pulmonaires.

Évolution

Habituellement favorable sous traitement.
Possibilité de récidives en cas d'évolution de la cardiopathie.

Traitement - Comprendre les prescriptions

Traitement médical

Hospitalisation en urgence en soins intensifs de cardiologie. Patient scopé (ECG, TA, SAO_2, diurèse, etc.).

- Pour traiter la dyspnée : oxygénothérapie (ventilation non invasive ou C-PAP, oxygène au masque si impossible, ventilation assistée en cas de troubles de la conscience).
- Pour faire disparaître l'œdème pulmonaire : restriction hydrique et sodée, repos strict au lit en position demi-assise, diurétiques de l'anse intra veineux, type Furosémide (*Lasilix*) dont la dose est à adapter à la diurèse, supplémentation en potassium.
- Faire baisser la pression artérielle si elle est >110 mmHg : dérivés nitrés intraveineux type Risordan). Si elle est <10 mmHg : discussion de support inotrope positif (dobutamine).
- Traitement spécifique du facteur déclenchant (exemple : poussée hypertensive : anti-hypertenseurs intraveineux, etc.).
- Réadapter le traitement de fond de la cardiopathie sous jacente et de l'insuffisance cardiaque.

Traitement chirurgical

Si besoin en cas de fuite valvulaire aiguë par exemple.

Conduite à tenir IDE

OAP

Accueil du patient en soins intensifs Compétences 1 et 3

Recueil des observations participant à la bonne connaissance de la santé du patient (interrogatoire ciblé s'il est possible, prise des constantes hémodynamiques et respiratoires).

Prise de constantes Compétence 1

Fréquence cardiaque (FC), fréquence respiratoire (FR), pression artérielle (PA) aux deux bras, Saturation en oxygène (SAO_2) en air ambiant.

Pesée si possible : le poids du patient à l'entrée est à comparer au poids de forme.

▶

Conduite à tenir IDE

Recherche des signes de gravité Compétence 1

Hémodynamique (choc : hypo TA, tachycardie, marbrures, troubles de la conscience) et respiratoire (détresse; polypnée, désaturation, signes de lutte, etc.).

Installation du patient Compétence 4

- Position demi-assise, repos strict selon prescription médicale.
- Mise en route du monitoring cardiaque (scope ECG, PA, SAO_2, FC, FR; diurèse et conscience).
- Mise en place d'un dispositif de recueil des urines si besoin pour surveiller la diurèse.
- Pose de voies d'abord périphériques.
- Réalisation d'un ECG 18 dérivations : à l'arrivée, et systématiquement en cas d'événement.
- Réalisation du bilan : selon prescription médicale : biologique et radiologique (RP, ETT, etc.).
- Mise en route du traitement médicamenteux. Compétences 4 et 6
- Pas d'apports salés (sérum glucosé, 250 cc/jour), restriction hydrique.
- Débuter l'oxygène : débit à adapter à la saturation en O_2 et à l'état de conscience.
- Lunette, sonde, masque à haute concentration, C PAP.
- Si insuffisant : utiliser le respirateur pour séances de ventilation non invasive ou ventilation mécanique avec le médecin.

NB : nécessité de ventilation non invasive : rassurer et expliquer les séances au patient.

- En cas de nécessité de ventilation mécanique sous anesthésie générale :
  - Préparation d'un dispositif d'aspiration.
  - Préparation des anesthésiques (benzodiazépine d'action rapide), curares.
  - Préparer sonde d'intubation, lubrification, vérification de l'étanchéité du ballonnet par insufflation de 5 à 10 cc d'air.
- Vérification du laryngoscope.

Conduite à tenir IDE

- Patient en décubitus dorsal, appareils dentaire éventuels retirés.
- Réglage de l'appareil : médical (FIO_2, FR, Volume courant, PEEP).
- Programmer radio pulmonaire au lit pour contrôler la sonde (urgent).
- Dans tous les cas : diurétiques de l'anse en intra veineux direct ou à la seringue électrique (furosémide : *Lasilix*) : dose à répéter selon réponse (diurèse).
- En cas de choc cardiogénique :
  - Préparation des drogues inotropes positives si choc (exemple : dobutamine).
  - Préparation des diurétiques IV.
- En cas de pression artérielle >100 mmHg de systolique :
- Préparation et mise en route de Trinitrine IV (si OAP avec HTA).
- Mise en route de la prévention des maladies thromboemboliques par héparines de bas poids moléculaires sous cutanées (ex : *Lovenox* 0,2 mL).

Surveillance Compétence 5

- S'assurer de la bonne prise, de la tolérance et de l'efficacité du traitement.
- En cas de prescriptions d'examens complémentaires spécifiques, explication des examens au patient.
- Amélioration des paramètres hémodynamiques à surveiller.
- Pesée et surveillance de la diurèse quotidienne. Pression artérielle, saturation en air ambiant, fréquence cardiaque et respiratoire, amélioration des signes fonctionnels.

5. Valvulopathies

Rétrécissement aortique (RA)

Définition et physiologie

La valve aortique permet le passage du sang du ventricule gauche (VG) dans l'aorte en systole. Sa surface normale est de 3 cm^2. Son rétrécissement réalise un obstacle à l'éjection du VG dont le principal risque à terme est la mort subite.

Épidémiologie

30 % des patients opérés de valvulopathie le sont pour une sténose aortique serrée.
Le RA touche le plus souvent l'homme (75 % des cas), âgé de plus de 70 ans dans 1 cas sur 2.

Physiopathologie et mécanismes d'adaptation

Pour lutter contre l'obstacle à l'éjection et maintenir un débit sanguin périphérique correct à l'effort, le VG s'hypertrophie puis tardivement se dilate.

Étiologies et anatomopathologie

Le plus souvent : le RA est dégénératif (sujet de plus de 70 ans) : maladie de Monckerberg, calcifications aortiques de plus en plus importantes au fil du temps (évolution progressive).
Autres causes : RA post-rhumatismal (RAA), post-radiothérapie médiastinale et congénital.

Diagnostic

Terrain

Sujet âgé le plus souvent (> 70 ans); avec souffle systolique de découverte fortuite.

Signes fonctionnels et examen clinique

Souffle systolique au foyer aortique irradiant aux carotides. Diminution ou abolition du bruit de fermeture aortique dans les formes évoluées. L'apparition de symptômes (d'effort puis de repos) signe le caractère serré du RA : angor, dyspnée ou syncope. Dans les formes très évoluées (très serrées avec dilatation du VG) : apparition de signes de repos (insuffisance cardiaque gauche puis droite).

Examens complémentaires

ECG

Parfois normal. Recherche une hypertrophie ventriculaire gauche, des troubles conductifs secondaires à des calcifications des tissus de conduction : BAV1, BAV complet, etc.

Radio de thorax

Recherche : cardiomégalie, insuffisance cardiaque, calcifications et dilatation de l'aorte.

Échocardiographie trans-thoracique

Elle mesure la surface aortique, le gradient de pression entre le VG et l'aorte (normal : 0 mmHg), la taille et l'épaisseur des cavités cardiaques, la FE et les pressions de remplissage VG. RA serré : surface < 1 cm^2, gradient moyen > 40 mmHg et surface indexée < 0,6 cm^2/m^2. Les RA serrés en bas débit (FE diminuée) sont de très mauvais pronostic.

Évolution

Spontanément : sténose de plus en plus importante, diminution du débit sanguin (coronaire, cérébral, pulmonaire, etc.) à l'effort puis au repos. Survie moyenne après apparition de symptôme : de 5 à 1 ans.
Complications : endocardite (rare), troubles du rythme et de la conduction, infarctus du myocarde, mort subite, embolies calcaires périphériques.

Traitement - Comprendre les prescriptions

Traitement

Mesures générales

- Prévention de l'endocardite. Éviter les sports violents.
- Contre-indiquer les médicaments vasodilatateurs veineux en cas de sténoses serrées.

Chirurgie

Le traitement des rétrécissements aortiques serrés et/ou symptomatiques est chirurgical.
Remplacement valvulaire aortique par bio-prothèse ou valve mécanique.

N.B. : RAC serré chez un patient en bon état général mais jugé inopérable (trop âgé, co-morbidités importantes, contres indications à une sternotomie, etc.). De plus en plus, indications à un remplacement valvulaire aortique par voie percutanée.

Insuffisance mitrale (IM)

Définition et physiologie

La valve mitrale se compose d'une grande et d'une petite valve, d'un appareil sous-valvulaire (cordage reliant la valve à des piliers ancrés au muscle cardiaque). Elle sépare l'oreillette gauche (OG) du ventricule gauche (VG) : son ouverture permet le remplissage du VG en diastole. Elle est donc normalement fermée en systole. Un défaut de fermeture provoque un reflux et donc un excès de sang dans l'OG en systole.

Épidémiologie

Les formes post-rhumatismales sont de plus en plus rares, les causes dystrophiques de plus en plus fréquentes (forme typique : maladie de Barlow).

Physiopathologie et mécanismes d'adaptation

On distingue les formes aiguës ou chroniques.

- *IM chronique* : des mécanismes d'adaptation ont le temps de se mettre en place. Tolérance souvent bonne : dilatation progressive de l'OG pour accepter le surplus systolique de sang, puis dilatation du VG et de l'anneau mitral. Élévation très lente des pressions dans l'OG puis à terme dans les vaisseaux pulmonaires (insuffisance cardiaque chronique compensée).
- *IM aiguë* : les mécanismes d'adaptation n'ont pas le temps de se mettre en place. Tolérance mauvaise (OAP voire choc cardiogénique) : régurgitation brutale et massive.

Étiologies

- *IM dystrophique* (le plus souvent : 30 %) : épaississement (par excès de tissus) avec ballonisation et prolapsus dans l'OG. Les cordages s'allongent, risque de rupture.
- *Infection* (endocardites) avec végétation sur la valve.
- *IM rhumatismale* : post-RAA, rétraction de la valve et de l'appareil sous valvulaire.

– *IM ischémique* : IDM inférieur avec nécrose d'un pilier mitral, rupture ischémique.
– *IM fonctionnelle* : dilatation de l'anneau (cardiopathies avec dilatation du VG).

Diagnostic

Signes fonctionnels et examen clinique

– *IM chroniques* : longtemps bien tolérées, souffle systolique au foyer mitral. À terme, signes d'insuffisance cardiaque gauche : dyspnée d'effort ou de repos, asthénie, palpitations.
– *IM aiguës* : mal tolérées, œdème pulmonaire aigu (OAP) ou choc cardiogénique.

Examens complémentaires

ECG

Souvent normal. Recherche une hypertrophie auriculaire ou ventriculaire gauche

Radio pulmonaire

Recherche une cardiomégalie, des signes d'insuffisance cardiaque gauche.

Échocardiographie trans-thoracique

Étudie le mécanisme, l'étiologie, la tolérance (dilatation VG et baisse de la FEVG) et l'importance de la fuite.

Évolution

– *IM aiguës* : évolution bonne en cas de prise en charge urgente en réanimation : traitement de l'OAP puis traitement de la cause (souvent chirurgical).
– *IM chroniques* : bonne tolérance pendant de nombreuses années. Puis, peuvent apparaître des complications : insuffisance cardiaque gauche (dilatation du VG, baisse de la FEVG), aggravation de l'IM, endocardite mitrale, troubles du rythmes auriculaires en cas de dilatation de l'OG (risque : thrombose intra-cardiaque et embolies périphériques).

Traitement - Comprendre les prescriptions

Mesures générales : IM chroniques (stables)

– Surveillance clinique, et échographique régulière

- Prophylaxie de l'endocardite d'Osler : antibiothérapie systématique avant tout soin dentaire (et autres soins invasifs).
- Traitement de l'insuffisance cardiaque : régime peu sodé, diurétiques, inhibiteurs de l'enzyme de conversion.

Anticoagulation efficace en cas de troubles rythmiques (AVK).

Traitement chirurgical

- IM devenues importantes et IM aiguës nécessitent un traitement curatif chirurgical.
- Tant que possible, simple réparation de la valve : plastie mitrale.
- Si impossible (valve trop atteinte), remplacement valvulaire mitral par valve mécanique ou par bio-prothèse.

Insuffisance aortique (IAO)

Définition et physiologie

Un défaut de fermeture provoque un reflux anormal sanguin diastolique de l'aorte dans le VG.

Épidémiologie

Les causes les plus fréquentes en France sont la maladie annulo-ectasiante (15 %) et l'endocardite (30 %).

Physiopathologie et mécanismes d'adaptation

On distingue les formes aiguës des formes chroniques.

- *IAO chronique* : des mécanismes d'adaptation ont le temps de se mettre en place. Tolérance souvent bonne, dilatation et hypertrophie du VG (but : accepter la surcharge sanguine et faciliter son éjection). Élévation lente des pressions dans le VG, dilatation trop importante et baisse de la FEVG à long terme (insuffisance cardiaque chronique compensée).
- *IAO aiguës :* les mécanismes d'adaptation n'ont pas le temps de se mettre en place. Tolérance mauvaise (OAP voire choc cardiogénique) : reflux brutal et massif.

Étiologies principales

Pour les formes chroniques

- IA par dilatation de l'anneau aortique et de l'aorte initiale (maladie annulo-ectasiante).

– Infection : endocardite aortique sub-aiguë avec végétation.
– IAO rhumatismales (post-RAA).
– IAO dystrophiques (maladies du tissu élastique : Marfan, Ehler Danlos, etc.).
– IAO sur malformation congénitale (bicuspidie).
– IAO sur maladies inflammatoires chroniques (spondylarthrites ankylosante).

Pour les formes aiguës

– Dissection de l'aorte et de la valve aortique.
– Endocardite infectieuse aiguë.
– Traumatisme aortique.
– Rupture d'un anévrisme du sinus de Valsalva.

Diagnostic

Signes fonctionnels et examen clinique

– *IAO chroniques* : longtemps bien tolérées, souffle diastolique aortique. À terme (formes devenues volumineuses) : dyspnée (d'effort, puis de repos), angor, palpitations.
– *IAO aiguës* : mal tolérées, OAP voire choc cardiogénique. Signes périphériques : élargissement de la différentielle tensionnelle (baisse de la diastolique), insuffisance cardiaque, etc.

Examens complémentaires

ECG

Peut être normal. Recherche une hypertrophie ventriculaire gauche.

Radio pulmonaire

Recherche des signes d'insuffisance cardiaque, une dilatation de l'aorte.

Échocardiographie trans-thoracique

Étudie le mécanisme, l'importance, l'étiologie, la tolérance (retentissement VG : dilatation et baisse de FE) de la fuite. Analyse les autres valves.

Échocardiographie trans-œsophagienne

En cas de suspicion de dissection ou d'endocardite.

Évolution

– *IAO aiguës* : évolution bonne en cas de prise en charge urgente en soins intensifs pour traitement de l'insuffisance cardiaque puis de la cause (chirurgie souvent).

- *IAO chroniques* : évoluent le plus souvent à bas bruit jusqu'à la dilatation du VG et l'apparition de signes d'insuffisance cardiaque. Angor fonctionnel par baisse de perfusion coronaire. Risque d'endocardite important.

Traitement - Comprendre les prescriptions

Mesures générales : IAO chroniques (stables)

- Surveillance clinique, et échographique au long cours.
- Traitement de l'insuffisance cardiaque : régime peu sodé, diurétiques, inhibiteurs de l'enzyme de conversion (*voir* question *Insuffisance cardiaque,* page 46).
- Prophylaxie de l'endocardite infectieuse (*voir* question *Insuffisance cardiaque,* page 46).

Traitement chirurgical

- IAO chroniques devenues importantes et les IAO aiguës nécessitent un traitement curatif chirurgical.
- Remplacement valvulaire aortique par prothèse mécanique ou bioprothèse.

Remarque :
- En cas de dilatation importante de l'aorte initiale : remplacement valvulaire aortique et de l'aorte initiale (+/- réimplantation des coronaires : intervention de Bentall).

Rétrécissement mitral (RM)

Définition et physiologie

La valve mitrale permet le passage du sang de l'oreillette gauche (OG) dans le ventricule gauche (VG) en diastole. Sa surface normale est de 4 cm^2. Son rétrécissement réalise un obstacle au remplissage du VG.

Épidémiologie

Maladie actuellement rare en France mais toujours relativement fréquente en Afrique.

Physiopathologie et mécanismes d'adaptation

Pour lutter contre l'obstacle mitral, l'OG se muscle (hypertrophie OG) et se dilate.

Se crée un gradient de pression diastolique VG/OG (normal : 0 mmHg ; RM serré si >10 mmHg). Tardivement, élévation des pressions pulmonaires (HTAP) avec FEVG normale.

Étiologies

Dans la majorité des cas, le RM est post-rhumatismal (rhumatisme articulaire aigu dans l'enfance : RAA) : excès de cicatrisation au niveau de la valve mitrale plusieurs années après avoir souffert d'une infection à streptocoque dans l'enfance (angine le plus souvent).

Diagnostic

Terrain

Sujet souvent originaire d'Afrique avec antécédent de RAA dans l'enfance.

Signes fonctionnels

Longtemps asymptomatique.
Puis apparaissent :
- asthénie, dyspnée (d'effort puis de repos avec orthopnée) ;
- palpitations, troubles du rythme secondaires à la dilatation de l'OG : fibrillation atriale (FA) ;
- hémoptysies (par élévation des pressions pulmonaires).

Examen clinique

Auscultation cardiaque : roulement diastolique mitral.
Cherche des signes d'insuffisance cardiaque gauche ou droite (formes très évoluées).

Examens complémentaires

ECG

Cherche une hypertrophie ventriculaire droite et auriculaire gauche. Souvent : FA.

Radio de thorax

Cardiomégalie, insuffisance cardiaque, calcifications, etc.

Échocardiographie trans-thoracique

Mesure la surface mitrale, le gradient de pression entre l'OG et le VG (normal : 0 mmHg), la taille et l'épaisseur des cavités cardiaques, la FE et les pressions de remplissage VG, la taille de l'OG et les pressions pulmonaires.

Recherche atteinte des autres valves. RM serré : surface <1 cm^2, gradient moyen >10 mmHg.

Échographie trans-œsophagienne (ETO)

Recherche thrombus dans les cavités cardiaques, apprécie l'état de l'appareil sous valvulaire mitral (cordage, piliers).

Évolution

- *Spontanée :* sténose de plus en plus serrée. Œdème pulmonaire aigu (OAP) répétés par obstacle au remplissage du VG.
- *Complications :* dilatation de l'OG (risque : thrombus et embolies systémiques), endocardite, troubles du rythme (FA sur dilatation OG), hémoptysie, insuffisance cardiaque droite.

Traitement - Comprendre les prescriptions

Mesures générales

Prévention de l'endocardite.

Traitement chirurgical

Le traitement des rétrécissements mitraux serrés et/ou symptomatiques est chirurgical.
Si l'état de la valve et de l'appareil sous valvulaire le permet : dilatation de la mitrale par voie percutanée (valvuloplastie mitrale).
Si non, remplacement valvulaire mitral par bio-prothèse ou valve mécanique.

Choix de la prothèse et bilan pré-opératoire

Bio prothèse (à partir de tissu porcin ou ovin) : durée de vie : 15–18 ans en moyenne, pas de nécessité d'anticoagulation efficace à vie car absence de thrombose : patients de plus de 65–70 ans ou contre indications aux anti-vitamine K (AVK).
Valve mécanique : durée de vie illimitée, nécessité d'anticoagulation à vie par AVK car haut risque de thrombose : patients de moins de 65 ans ou ayant une autre indication aux AVK.

Bilan pré-opératoire

- Recherche et éradication de foyer infectieux : ECBU ; hémocultures si besoin.

- Radio des sinus et consultation ORL. Panoramique dentaire et consultation de stomatologie
- Coronarographie systématique après 40 ans (pontages à réaliser en même temps ?).
- Doppler des troncs supra aortiques (sténose carotidienne ?).
- EFR : évaluation des volumes pulmonaires.
- Bilan d'opérabilité : Bilan biologique standard, avec hémostase complète, groupe rhésus et recherche d'agglutinines irrégulières (RAI), sérologies virales pré opératoires (risque transfusionnel) : HIV 1 et 2, hépatite B et C.
- Bilan inflammatoire.
- Dépistage de BMR (bactérie multirésistante).
- Consultation d'anesthésie et chirurgicale.

Cas particuliers

- On préfère dans l'IM la réalisation d'une plastie mitrale à un remplacement valvulaire lorsqu'elle est possible.
- On préfère dans le RM une valvuloplastie plutôt qu'un traitement chirurgical lorsque possible.
- Indications de plus en plus fréquentes de remplacement valvulaire aortique per cutané en cas de sténose aortique.

Conduite à tenir IDE

Valves

Patient hospitalisé pour bilan préopératoire programmé ou pour une complication qui débouchera *a priori* sur un traitement curatif chirurgical.

En préopératoire

- Accueil du patient Compétence 1

Recueil des observations participant à la bonne connaissance de la santé du patient (interrogatoire ciblé, prise des constantes hémodynamiques et respiratoires).

- Prise de constantes Compétence 1

Fréquence cardiaque (FC), fréquence respiratoire (FR), pression artérielle (PA) aux deux bras, saturation en oxygène (SAO_2) en air ambiant.

- Évaluer la tolérance hémodynamique et respiratoire Compétence 1

Conduite à tenir IDE

- Installation du patient **Compétences 1 et 3**
  - décubitus au lit, repos strict selon prescription médicale;
  - mise en route du monitoring cardiaque (Scope ECG, PA, SAO_2, FC, FR) si besoin;
  - mise en place d'une voie d'abord périphérique si besoin;
  - réalisation d'un ECG 18 dérivations : à l'arrivée, et systématiquement en cas d'événement.
- Réalisation du bilan biologique sanguin et urinaire selon prescription médicale écrite.
  - aide à l'organisation du bilan préopératoire;
  - en cas de nécessité d'ETO : elle se réalise après consentement éclairé signé du patient, en dehors de contre-indications (cancers de l'œsophage, radiothérapie médiastinale, etc.);
  - le patient doit être à jeun 4 heures avant et 2 à 3 heures après.
- Mise en route, surveillance de la compliance, tolérance et efficacité du traitement médicamenteux si besoin **Compétences 4 et 6**.
- Mise en condition psychologique avant chirurgie, pré-médication selon prescription.
- Préparation cutanée à la chirurgie : rasage et bétadinage, retrait des prothèses et bijou, etc.
- Vérifier l'intégrité du dossier médical (consultation d'anesthésie, bilan pré-opératoire, etc.).

En postopératoire

Idem qu'en préopératoire, puis :

- Postopératoire immédiat, surveillance des opérés :
  - soins de cicatrice opératoire. Surveillance des drains chirurgicaux;
  - évaluation de la douleur pour optimiser la prescription d'antalgiques;
  - surveillance rapprochée des signes fonctionnels : température, dyspnée, etc;
  - préparation et perfusion des drogues vaso-actives si besoin, des anticoagulants intraveineux en attendant l'efficacité des AVK (héparine non fractionnée), etc.

pathologies

Conduite à tenir IDE

- Postopératoire secondaire :
  - explication du traitement AVK selon la valve (remise du carnet de surveillance des INR) ;
  - remise de la carte d'identité de la valve ;
  - insister sur la prévention de l'endocardite infectieuse.

En cas de dilatation mitrale

Expliquer la procédure au patient (brochures, remise de feuille de consentement).
Préparation cutanée (rasage, bétadinage).
Explication du risque principal avec le médecin : rupture mitrale avec fuite massive nécessitant une correction chirurgicale (remplacement de la valve en urgence).
ETO : remise de feuille de consentement, recherche de contre-indications, retrait des appareils dentaires, sédation si besoin, aide au patient pendant l'examen (rassurer, aide à la respiration nasale).

- Évaluer l'observance, la tolérance et l'efficacité du traitement. Compétence 5

6. Surveillance des porteurs de prothèses valvulaires

Différents types de prothèses

Prothèses mécaniques

- *Avantages* : durée de vie en théorie illimitée.
- *Inconvénients* : nécessité d'un traitement anticoagulant à doses efficaces à vie (par AVK : risque de thrombose).
- *Indications* : patients capables de suivre un traitement anticoagulant :
  - jeunes (moins de 65–70 ans);
  - nécessitant d'un traitement par AVK pour une autre cause (arythmie, etc.);
  - pas de contre indication aux AVK.
- *Contre-indications* :
  - contre indications ou refus d'anticoagulants;
  - relative : femme en âge de procréer.
- *Ne pas oublier* :
  - prévention de l'endocardite;
  - remise d'un carnet de suivi du traitement par AVK;
  - remise de la carte d'identité de la prothèse.
- *Exemples* :
  - prothèses à bille : valve de Starr (actuellement non utilisées);
  - prothèses à disque : valve de Bjork, etc.;
  - prothèses à ailettes : valve de St Jude, etc.
- *INR cibles* :
  - valves à bille d'ancienne génération : (Starr, etc.) : INR entre 3 et 4,5;
  - valve en position mitrale : INR entre 3 et 3,5;
  - valve mécanique en position aortique : INR entre 2,5 et 3.

Bio-prothèses

- *Avantage* : ne nécessitent pas d'anticoagulation au long cours. Pas de thrombose.
- *Inconvénient* : leur durée de vie est plus courte (15–20 ans) : cas fréquents de ré-interventions pour dégénérescence.

pathologies

- *Indications* :
  - patient âgés de plus de 65–70 ans;
  - refus ou contre indication aux AVK;
  - patients incapables de suivre une anticoagulation efficace.
- *Ne pas oublier* :
  - prévention de l'endocardite;
  - remise de la carte d'identité de la prothèse.
- *Exemples* :
  - les hétérogreffes porcines, les plus utilisées;
  - les hétérogreffes péricardiques (péricarde de veau);
  - les homogreffes : tissu humain traité en cas d'endocardite aortique.

Complications principales des prothèses

- Thromboemboliques (surtout sur valve mécanique) :
  - thrombose de prothèse : sur défaut d'anticoagulation souvent;
  - embolies périphériques (accident vasculaire cérébral, ischémie aiguë de membre, etc.).
- Hémorragiques sur surdosage en anticoagulant.
- Endocardites infectieuses (précoces ou tardives post opératoires).
- Dégénérescence (bio-prothèse) : fuite ou sténose.
- Désinsertion de prothèses (sur endocardite ou lâchage de suture).
- Hémolyse (physiologique ou sur désinsertion).
- Fuites :
  - intra-prothétiques (souvent minimes et bénignes);
  - péri-prothétiques (parfois sévères).

Surveillance

Rapprochée en post opératoire, annuelle par la suite.

Clinique

- Recherche : fièvre, signes d'insuffisance cardiaque, accidents emboliques, saignements, etc.
- Auscultation des bruits de valve (souffle ?).
- Insiste sur la prévention de l'endocardite infectieuse et le traitement anticoagulant.

Biologique

- Traitement AVK : suivi de l'INR reporté sur carnet de suivi des AVK.
- Recherche d'anémie (hémolyse ? Saignement sous AVK ? etc.)

Radiologique

- Panoramique dentaire annuel : recherche de foyer infectieux stomatologique.
- Radio de sinus ou scanner des sinus à la recherche de foyer infectieux.
- ECG à chaque consultation (AC/FA ?…).
- Échocardiographie : étudie le bon fonctionnement des prothèses.

Prophylaxie de l'endocardite

- Avant soins dentaires sans anesthésie générale : 3 gramme d'amoxicilline (*Clamoxyl*) *per os* 1 heure avant (en absence d'allergie).
- Avant examen urologique, gynécologique ou digestif : amoxicilline IV associé à un aminoside IV en préopératoire, dose d'amoxicilline per os en postopératoire.

Conduite à tenir IDE

Cardiopathie valvulaire : patient porteur de prothèse cardiaque

- Mise en route, surveillance de la compliance, de la tolérance et de l'efficacité du traitement AVK *Compétences 3, 4 et 5* : expliquer la nécessité du traitement anticoagulant, les risques principaux (saignements mineurs ou majeurs), la conduite à tenir en cas de surdosage ou sous dosage.
- Remise du carnet de surveillance des INR.
- Remise de la carte d'identité de la valve.
- Insister sur la prévention de l'endocardite infectieuse.

7. Endocardites infectieuses

Définition et physiologie

L'endocarde est le tissu tapissant la face interne (vasculaire) du cœur. L'endocardite est l'infection (le plus souvent bactérienne) de l'endocarde valvulaire pouvant être responsable de fuites massives et de multiples complications mettant en jeu le pronostic vital.

Épidémiologie

Incidence annuelle de 25 cas pour 1 million d'habitants. Mortalité de 25 %.

Physiopathologie et mécanismes d'adaptation

- L'infection responsable débute à partir d'une porte d'entrée (ex : soins dentaires, infection cutané, etc.) puis se propage dans le sang (septicémie) jusqu'à l'endocarde.
- Au niveau de l'endocarde, des anomalies sous-jacentes (fuite valvulaire, etc.) favorisent la formation de thrombi de fibrine qui y permettent la greffe de l'infection.
- Cependant, dans environ 30 % des cas, il n'y a pas d'anomalie de l'endocarde sous-jacent.
- Une fois greffée sur le tissu endocardique, l'infection va pouvoir disséminer avec embolies à point de départ cardiaque possibles (cérébrales, hépatique, etc.), mais également et surtout provoquer des fuites valvulaires massives mal tolérées (OAP, choc cardiogénique)
- Les fuites sont en général dues à des dommages valvulaires (ulcérations, perforations, etc.)

Étiologies

Maladies endocardiques sous-jacente

- Le plus souvent maladies valvulaires fuyantes : insuffisances aortique et mitrale (surtout par prolapsus valvulaire). Plus rarement, sténose valvulaire (sténose aortique et mitrale). Encore plus rarement, anomalies musculaires cardiaques (communication inter-ventriculaire, cardiopathie hypertrophique). Exceptionnellement, communication inter-auriculaire.

NB : les endocardites du cœur droit (greffe bactérienne sur valve tricuspide ou pulmonaire) se font souvent sur valve normale, au décours d'une infection veineuse (toxicomanie intra veineuse, cathétérisme veineux, etc.).

– Les patients porteurs de prothèses cardiaques (bio prothèses, valves mécaniques) sont encore plus à risque.

Germes responsables et portes d'entrées

Les germes habituellement responsables sont :

– les streptocoques (50 %) non groupables (porte d'entrée : sphère bucco dentaire, ORL) ;
– les streptocoques D à point de départ digestif (Streptocoques Bovis) ou urinaire ;
– les streptocoques B (point de départ utérin) ;
– les staphylocoques (20 % des cas), le plus souvent staphylocoque doré (pont de départ cutané).

Très rarement : bacilles à Gramm. négatif, levures.

Parfois, endocardites à hémocultures négatives : germes intra cellulaires (mycoplasme, *Chlamydia*, légionellose, etc.) ou germes du groupe HACEK (*Haemophilus influenzae, Actinobacillus, Cardiobacillus, Eikinielle, Kingella*).

Diagnostic

Terrain

Il existe habituellement une cardiopathie sous jacente (valvulaire), une porte d'entrée (infection, soins dentaires, etc.) à la base de l'endocardite.

Signes fonctionnels

Fièvre inexpliquée, pâleur, asthénie, perte de poids, etc.

Examen clinique

Il recherche ; un souffle cardiaque récemment apparu, une splénomégalie, des lésions cutanés caractéristiques (faux panaris d'Osler - nodules bleus fugaces pulpaires-, érythème palmo-plantaire de Janeway, hippocratisme digital, purpura), des lésions vasculaires secondaires (anévrismes) et des lésions oculaires (nodules de Roth), etc.

Il recherche des signes en rapport avec une complication : embolies périphérique à pointe de départ cardiaque (accident vasculaire cérébral, embolie rénale, etc.), une insuffisance cardiaque gauche suite à une fuite valvulaire massive, etc.

Examens complémentaires

Bilan biologique

- *Recherche un syndrome inflammatoire :* numération formule sanguine (NFS), C-réactive protéine (CRP), vitesse de sédimentation (VS).
- *Bilan général* avec fonction rénale (créatinine), bilan hépatique, etc.
- *Bilan bactériologique* avec hémocultures (3 paires sur milieu aérobie et anaérobies si possible en une heure), examen cyto-bactériologique des urines (ECBU), et prélèvement de toute porte d'entrée suspectée.
- *Les hémocultures* sont répétées aux pics thermiques et tensionnels, aux frissons.
- *En cas d'hémocultures négatives*, recherche des germes intracellulaires, à croissance lente, et du groupe HACEK, de mycoses (hémocultures sur milieu de Sabouraud).

Bilan non biologique

- *Électrocardiogramme* : recherche des embolies coronaires, des troubles conductifs par abcès des tissus de conduction suite à l'infection.
- *Radio pulmonaire* : recherche des complications (insuffisance cardiaque, etc.), un foyer infectieux, etc.
- *Échographie cardiaque trans-thoracique et trans-œsophagienne* : analyse la fonction ventriculaire gauche systolique et diastolique, analyse les valves (infection ? fuite ?). Elle cherche à visualiser des lésions d'infection de valve : végétation (éléments mobiles appendus aux valves, vibratiles) ou nodules (abcès).
- *Bilan de porte d'entrée* : en fonction des points d'appels cliniques (exemple : coloscopie en cas de suspicion de porte d'entrée colique, etc.)
- *Bilan de dissémination de l'infection* : cherche des lésions secondaires à l'endocardite : scanner cérébral (AVC ? Anévrismes etc.), thoracique (abcès pulmonaire.) abdominal (embolies hépatiques ? rénales ? spléniques ?) et pelvien.
- *Fond d'œil* (cherche des nodules de Roth).

Évolution

- Elle est favorable en cas de diagnostique précoce, d'antibiothérapie adaptée.

– Elle peut être marquée par de nombreuses complications.
– Insuffisance cardiaque gauche (en cas d'endocardite aiguë : fuite valvulaire massive, désinsertion de prothèse valvulaire, OAP voire choc cardiogénique pouvant mener à une chirurgie valvulaire réparatrice urgente).
– Embolies vasculaires : cérébrales (AVC ischémique), rénale (insuffisance rénale aiguë par infarctus rénal), splénique (infarctus), hépatique, etc.
– L'endocardite favorise la formation d'anévrismes artériels (cérébraux, artériels mésentériques, etc.) dont certains sont dits mycotiques (infectieux).
– Enfin il existe un risque d'abcès de l'anneau aortique pouvant provoquer des blocs de conduction cardiaque de haut degré.

☛ *Critères diagnostiques des endocardites de DUKES*

Il s'agit de critères faisant poser avec affirmation le diagnostic qui parfois n'est pas évident.
Critères majeurs (2) :
– hémocultures positives à germe typique (au moins 2 sur les 3);
– échocardiographie : lésion caractéristique d'endocardite ou nouveau de souffle de régurgitation valvulaire.
Critères mineurs (5) :
– cardiopathie à risque ou toxicomanie intraveineuse;
– fièvre ≥ 38°C;
– phénomènes vasculaires (anévrismes, etc.);
– phénomènes immunologiques (complexes immuns circulants, etc.);
– hémocultures positives mais ne répondant pas aux critères définis ci-dessus ou échocardiographie aspect compatible.
Endocardite avérée si on a : 1 critère majeur + 3 critères mineurs ou 5 critères mineurs ou 2 critères majeurs.

Traitement- Comprendre les prescriptions

Traitement

Mesures générales

Le traitement repose sur 4 principes : traitement de la porte d'entrée, traitement des complications, traitement antibiotique prolongé de l'infection, traitement chirurgical pour réparation valvulaire (souvent nécessaire) dont le degré d'urgence est fonction de l'évolution de la maladie.

Traitement médical

- *De la porte d'entrée* : dépend de l'origine de l'infection (ex : extraction dentaire, soins cutanés, etc.)
- *De l'infection* : antibiothérapie précoce, intra veineuse, initialement probabiliste et secondairement adaptée à l'antibiogramme, longue (4 à 6 semaines) en surveillant la tolérance du traitement (effets secondaires), l'efficacité (diminution de l'infection, pouvoir bactéricide du sérum, pics sanguins d'antibiotiques). Par exemple : en cas de Streptocoque non groupable : *pénicilline* G + *aminoside*, en cas de staphylocoque méthi-sensible : ampicilline + *aminoside*, etc.
- Des complications : traitement d'une insuffisance cardiaque, etc.

Traitement chirurgical

Il est urgent en cas de choc cardiogénique, de fuite valvulaire massive, de végétation mesurant plus de 1,5 cm avant embolie ou 1 cm après embolie, d'abcès de l'anneau ou d'embolies périphériques répétées.
Il est également nécessaire en cas de sepsis persistant après 10 jours d'antibiothérapie adaptée.
Il consiste souvent en un remplacement de la valve atteinte (bio prothèse ou valve mécanique), parfois (endocardite aortique) par homogreffe (tissu humain).
Il est semi urgent voire programmé dans les autres cas (infection contrôlée, végétation de petite taille, etc.).

Prophylaxie des endocardites infectieuses

Elle vise à limiter le risque d'endocardite chez les patients à risques (porteurs de fuites valvulaires, de prothèses cardiaques) :
- avant des soins dentaires ou des voies aériennes supérieures sans anesthésie générale : amoxicilline 3 g *per os*, 1 heure avant le geste;
- en cas d'allergie : clindamycine 600 mg *per os* ou pristinamycine 1 g *per os*;
- avant interventions urogénitales et digestives : dans l'heure précédant le geste, amoxicilline 2 g IV (en 30 min), puis gentamicine 1,5 mg/kg IV (en 30 min). Six heures plus tard, amoxicilline 1 g *per os*;
- en cas d'allergie aux B-lactamines : vancomycine 1 g IV (sur 60 min), puis gentamicine 1,5 mg/kg IV (sur 30 min).

NB : ces recommandations sont actuellement remises en question et changeront probablement bientôt.

Conduite à tenir IDE

Cardiopathie valvulaire : endocardite

Accueil du patient Compétence 1

Recueil des observations participant à la bonne connaissance de la santé du patient (interrogatoire ciblé sur les signes fonctionnels, recherche d'allergies aux antibiotiques, de FDRCV, etc.)

Prise de constantes Compétence 1

Fréquence cardiaque (FC), fréquence respiratoire (FR), pression artérielle (PA) aux deux bras, saturation en oxygène (SAO_2) en air ambiant.

Recherche de signes de gravité Compétence 1

Endocardite compliquée d'insuffisance cardiaque importante.

En cas d'absence de signe de gravité Compétence 4

- Réalisation du bilan biologique selon prescription, ECG.
- Bilan bactériologique : 3 hémocultures suffisent, ECBU, prélèvements de porte d'entrée.
- Explication des examens complémentaires radiologiques (Scanners, ETT et ETO).
- Remise des feuilles de consentement avant ETO.
- Prise de médicaments : évaluer la tolérance (effets secondaires des antibiotiques nombreux, par exemple : autotoxicité des aminosides), l'efficacité et la bonne prise des médicaments.
- Préparation à la chirurgie : rassurer le patient, explication du bilan pré opératoire.
- En cas de nécessité d'ETO : elle se réalise après consentement éclairé signé du patient, se réalise en dehors de contre indications (cancers de l'œsophage, radiothérapie médiastinale, etc.).
- Le patient doit être à jeun 4 heures avant et 2 à 3 heures après.

En cas de signe de gravité Compétence 4

- Transfert du patient en soins intensifs.
- Installation du patient. Repos strict au lit. Rassurer le patient.

Conduite à tenir IDE

- Mise en route du monitoring cardiaque (scope ECG, PA, SAO_2, FC, FR).
- Mise en place d'une voie d'abord périphérique.
- Mise en route du traitement médicamenteux intraveineux : diurétiques, inotropes positifs, antibiotiques.
- Traitement de toute défaillance respiratoire ou hémodynamique.
- Préparation à la chirurgie en urgence.
- Mise en condition psychologique avant chirurgie, pré-médication selon prescription.
- Préparation cutané à la chirurgie : rasage et bétadinage, retrait des prothèses et bijou, etc.
- Vérifier l'intégrité du dossier médical (consultation d'anesthésie, bilan pré-opératoire, etc.).

S'assurer de l'observance, de la tolérance et de l'efficacité du traitement Compétence 5

8. Péricardites aiguës

Définition et physiologie

Le péricarde est l'enveloppe du cœur : il se compose de 2 feuillets enfermant peu de liquide permettant les mouvements cardiaques.
Une augmentation du liquide intra péricardique, souvent secondaire à un processus inflammatoire (infectieux, tumoral), aux suites d'un infarctus ou à une maladie systémique provoque des douleurs thoraciques inspiratoires, et une dyspnée.

Diagnostic

Terrain habituel

Sujet jeune sans facteur de risque cardiovasculaire dans un contexte viral récent (toux, syndrome grippal, etc.).

Signes fonctionnels

- *Douleur* : mimant l'angine de poitrine, modifiée par les changements de position : diminuée en antéflexion, augmentée à l'inspiration et persistant en apnée. De durée prolongée, ne cédant pas sous anti angineux classiques (dérivés nitrés inefficaces).
- *Dyspnée* : le plus souvent due à la douleur.
- *Contexte infectieux* : fièvre, toux sèche, rhinorrée, myalgies, etc.

Examen clinique

Le plus souvent normal. Dans 50 % des cas : frottement péricardique.
En cas d'épanchement péricardique important, les bruits du cœur sont sourds et rapides.

Examens complémentaires

ECG

Peut être normal. Signes spécifiques : sous décalage du segment PQ, sus-décalage concave du segment ST non systématisé et sans miroir (diffus).

Radio thoracique

Souvent normale.

Biologie

Pas ou peu d'élévation de la troponine.
Syndrome inflammatoire biologique (élévation de la C-réactive protéine, CRP).

Échocardiographie : examen clé

Cherche un épanchement péricardique présent dans 50 % des cas.

Étiologies principales

Une étiologie n'est trouvée que dans 20 % des cas. Habituellement, elles sont :
- virales (principaux virus : Cocksakie, virus grippal);
- tuberculeuse (5 % des cas);
- néoplasiques (5 % des cas).

Rarement :
- maladies systémiques (lupus, polyarthrite rhumatoïde…)
- post-infarctus précoces ou à la 3e semaine (syndrome de Dressler).

Évolution et complications

Évolution habituellement simple avec disparition de l'épanchement et des douleurs sous traitement.
Complications (rares) :
- récidives (15 % des cas, favorisée par les corticothérapies);
- tamponnade : compression du cœur par un épanchement liquidien abondant;
- péricardite chronique constrictive : surtout en cas de péricardite tuberculeuse;
- myocardite : l'inflammation atteint les cellules musculaires cardiaques : élévation de troponine, risque d'insuffisance cardiaque sévère.

Traitement- comprendre les prescriptions

Traitement étiologique

Une étiologie est rarement trouvée (exemple : péricardite secondaire à une pneumopathie, etc.) mais serait alors à traiter (antibiothérapie adaptée).

Traitement des péricardites aiguës non compliquées

Mesures générales

- Pas de régime particulier.
- Repos au lit pendant 24 à 48 heures.
- Arrêt de travail.

Médicaments

Anti-inflammatoires pour lutter contre l'inflammation du péricarde, effet antalgique associé.
Molécules employées :

- aspirine à dose anti inflammatoire (3 g par jour *per os*, pendant un à trois mois à doses régressives) ou anti-inflammatoires non stéroïdiens (AINS) avec protecteurs gastriques (exemple de molécule employée : oméprazole : *Mopral*) ;
- en cas de formes résistantes : anti-inflammatoires stéroïdiens (corticoïdes) ou colchicine ; la colchicine est actuellement utilisée en plus des AINS pour éviter les récidives en cas de formes virales.

Traitement des formes compliquées

Tamponnades

Dès le diagnostic, qui repose sur la clinique, l'ECG et l'échographie cardiaque : indication à un drainage (ponction évacuatrice au lit guidée par l'échographie) et/ou drainage chirurgical sous anesthésie générale.
En attendant, correction de toute défaillance hémodynamique et respiratoire (expansion volémique, support inotrope, etc.).

Péricardite constrictive

Décortication chirurgicale du péricarde.

Surveillance

- *Clinique* : douleur, syndrome inflammatoire, etc.
- *Biologique* : régression du syndrome inflammatoire.
- *ECG* : normalisation en quelques semaines.
- *Échocardiographie* : disparition de l'épanchement en quelques semaines.

Conduite à tenir IDE

Maladies du péricarde

Accueil du patient Compétence 1

Recueil des observations participant à la bonne connaissance de la santé du patient (interrogatoire ciblé, prise des constantes hémodynamiques et respiratoires).

Prise des constantes Compétence 1

Fréquence cardiaque (FC), fréquence respiratoire (FR), pression artérielle (PA) aux deux bras, saturation en oxygène (SAO_2) en air ambiant.

Recherche de signes de gravité Compétence 1

Les signes de gravité peuvent être hémodynamiques (choc : hypo-TA, tachycardie, marbrures, troubles de la conscience évoquant une tamponnade) et respiratoires (détresse : polypnée, désaturation, signes de lutte, etc.).

En l'absence de signe de gravité Compétence 4

- Appel du médecin en urgence pour prise en charge diagnostique et thérapeutique, transfert en réanimation.
- Rassurer le patient tant que possible.
- Pose d'une voie d'abord veineuse en urgence.
- Débuter l'O_2 thérapie.
- Débuter les manœuvres de réanimation si besoin.
- Débuter le bilan : biologie standard, demande de RP, réalisation d'un ECG 18 dérivations (postérieures et ventriculaires droites).

En présence de signe de gravité Compétence 1

- Installation du patient :
  - décubitus au lit, repos strict selon prescription médicale ;
  - mise en route du monitoring cardiaque (scope ECG, PA, SAO_2, FC, FR) si besoin ;
  - mise en place d'une voie d'abord périphérique si besoin ;
  - réalisation d'un ECG 18 dérivations : à l'arrivée, et systématiquement en cas d'événement.

Conduite à tenir IDE

- Évaluation de l'intensité de la douleur (échelle EVA).
- Réalisation du bilan :

Selon prescription médicale écrite : bilan biologique (marqueurs de l'inflammation, enzymes cardiaques, etc.) et radiologique (RP, ETT, etc.)

- Mise en route du traitement médicamenteux :

Traitements intraveineux (antalgiques) ou *per os* (antalgiques, anti-inflammatoires, protecteurs gastriques). S'assurer de la bonne prise, de la tolérance et de l'efficacité du traitement.

- Examens complémentaires :

En cas de prescriptions d'examens complémentaires spécifiques, explication des examens au patient

Évaluation de la compliance au traitement et de son efficacité Compétence 5

9. Hypertension artérielle

Définition et physiologie

Présence à 3 reprises lors de 3 consultations différentes d'une pression artérielle PA > 140/90. Elle est le plus souvent essentielle (sans cause retrouvée). Facteur de risque cardiovasculaire (FDRCV) atteignant 15 % de la population générale et exposant au risque d'accident vasculaire cérébral (AVC).

Étiologies principales

HTA essentielle

90 % des cas. Bilan étiologique négatif.

HTA réno-vasculaire

- Sténose artérielle rénale : athéromateuse, ou sur dysplasies : diminution du flux sanguin artériel rénal par rétrécissement de la paroi vasculaire provoquant une synthèse rénale de rénine.
- Effet : vasoconstriction artérielle pour normaliser le débit artériel rénal, mais la présence de rénine va provoquer un hyper-aldostéronisme secondaire, et donc une vasoconstriction périphérique et une HTA.

HTA de cause rénale

Toute maladie rénale peut être en cause.

HTA de causes endocriniennes

- Hyper-aldostéronisme primaire : synthèse anormale d'aldostérone par les glandes surrénales.

Causes : tumeur unilatérale ou hyperplasie bilatérale des surrénales.

- Phéochromocytome : tumeur surrénalienne sécrétant des catécholamines pro-hypertensives.

Diagnostic

Signes associés

Épistaxis, céphalées, bourdonnements d'oreille, sueurs palpitations, etc.

Examen clinique

- *Interrogatoire* : recherche de FDRCV associés, ATCDS, traitements. Bilan des coutumes alimentaires favorisant l'HTA : sel, réglisse, pastis, etc.
- *Constantes* : fréquence cardiaque, pression artérielle aux deux bras, poids et taille. Palpation des pouls, auscultation cardiaque et vasculaire. Palpations et auscultation des fosses lombaires (gros rein ?). Recherche d'insuffisance cardiaque.

Examens complémentaires

De 1re intention

- *Biologie* : créatinine sanguine, urée, kaliémie, glycémie, lipides, NFS, plaquettes, uricémie, bandelette urinaire, potassium urinaire.
- ECG et radio de thorax.

De 2e intention

Recherche d'une HTA secondaire chez des sujets jeunes avec HTA résistante : en milieu spécialisé, dosages de rénine, aldostéronémie, scanner des surrénales, doppler des artères rénales, etc.

Retentissement viscéral

- *Cardiaque :* cherche une hypertrophie ventriculaire gauche (HVG) à l'ECG ou l'échographie cardiaque.
- Risques : insuffisance cardiaque, poussées hypertensives, HTA maligne.
- *Artériel périphérique* : dopplers artériels des membres inférieurs, des troncs supra-aortiques, de l'aorte abdominale (risque d'athérome, d'anévrismes, etc.).
- *Oculaire* : fond d'œil, cherche une rétinopathie hypertensive.
- *Rénal* : cherche insuffisance rénale secondaire (créatinine, échographie rénale, etc.).

Traitement - Comprendre les prescriptions

Traitement

Mesures générales

Règles hygièno-diététiques :
- traiter les autres FDRCV (arrêt du tabac, perte de poids, traitement d'une dyslipidémie, etc.) ;
- limiter les apports en sel, arrêt de l'alcool.

Médicaments

De 1re intention

Bêtabloquants
Exemple : aténolol (*Ténormine*)
Bradycardisants, anti-hypertenseurs, anti-ischémiques : surtout si coronaropathie, tachycardie.
Effets secondaires à redouter : insuffisance cardiaque, bradycardie excessive, etc.

Diurétiques thiazidiques
Exemple : indapamide (*Esidrex*)
Ils diminuent la surcharge sodée (élimination rénale).
Effets secondaires à redouter : déshydratation, insuffisance rénale fonctionnelle.

Inhibiteurs de l'enzyme de conversion
Exemple : trandolapril (*Odrik*)
Vasodilatateurs artériels et veineux, blocage du système rénine angiotensine aldostérone.
Surtout si diabétique, coronarien.
Effets secondaires à redouter : toux, déshydratation, insuffisance rénale fonctionnelle, etc.

Antagonistes des récepteurs de l'angiotensine 2 (AA2)
Exemple : valsartan (*Tareg*)
Mêmes indications théoriques que les IEC.

Inhibiteurs calciques
Exemple : lercanidipine (*Lercan*)
Traitement de choix des sujets âgés.
Effets secondaires à redouter : œdèmes des chevilles, flushs.

En 2e intention, si échec

Alphabloquants ou anti-HTA centraux.

Traitement des formes sévères

Urgences hypertensives

– *Crise aiguë hypertensive :* HTA sévère avec retentissement viscéral (exemple : épistaxis; céphalée, douleurs thoraciques, essoufflement, etc.).

- *HTA maligne*. PA diastolique > 130 mmHg avec retentissement viscéral majeur : insuffisance cardiaque gauche (OAP), insuffisance rénale aiguë, encéphalopathie hypertensive (œdème cérébral), rétinopathie hypertensive, anémie hémolytique.

Traitement

- Hospitalisation en urgence en soins intensifs cardiologiques.
- Repos strict au lit, perfusion (voies veineuses) : surveillance de la FC, PA, SAO_2, diurèse, conscience, scope ECG.
- Régime sans sel strict en cas d'OAP seulement.
- Anti-HTA intraveineux.
- Inhibiteurs calciques : nicardipine (exemple : *Loxen* 1 mg/h, à adapter à la PA) et/ou dérivés nitrés (Ex : Risordan : *idem*).
- Si OAP : diurétiques IV, O_2.

Comprendre les règles de prescriptions

- Toujours privilégier la monothérapie après échec des règles hygiéniques.
- Si échec : augmentation de dose si possible.
- Si échec : association de 2 ou 3 de ces médicaments.

Conduite à tenir IDE

Hypertension artérielle

Accueil du patient Compétence 1

Recueil des observations participant à la bonne connaissance de la santé du patient (interrogatoire ciblé, prise des constantes hémodynamiques et respiratoires).

Prise de constantes Compétence 1

Fréquence cardiaque (FC), fréquence respiratoire (FR), pression artérielle (PA) aux deux bras, saturation en oxygène (SAO_2) en air ambiant.

Recherche des signes de gravité Compétence 1

Évaluer la tolérance.

▶

Conduite à tenir IDE

En cas de signes de gravité Compétence 4

- Mauvaise tolérance : urgence HTA.
- Appel du médecin en urgence. Organiser le transfert en réanimation.
- Rassurer le patient tant que possible.
- Position ½ assise si OAP.
- Pose d'une (ou plusieurs) voie(s) d'abord veineuse(s) en urgence.
- Scope : ECG, PA, FR, SAO_2, FC.
- Débuter le bilan (biologie standard, gaz du sang, demande de RP, ECG).
- Pas d'apports salés (sérum glucosé, 250 cc/jour) si OAP.
- Oxygénothérapie : débit à adapter à la saturation en O_2, lunette, sonde, masque, etc.
- Préparation et mise en route des anti-HTA IV (trinitrine IV, *Loxen,* etc.).
- Diurétiques IV en cas d'OAP.

En cas d'absence de signe de gravité Compétence 4

- Bonne tolérance.
- Installation du patient : décubitus au lit, repos strict selon prescription médicale.
- Réalisation du bilan : selon prescription, biologique et radiologique (ECG, RP, ETT, etc.).
- Mise en route du traitement médicamenteux.
- Prévention des thromboses par HBPM sous-cutanées (exemple : *Lovenox* 0,2 mL)
- Surveillance, s'assurer de la bonne prise, de la tolérance et de l'efficacité du traitement : baisse des chiffres de pression artérielle, effets secondaires des anti-hypertenseurs (hypotension orthostatique, œdèmes des membres inférieurs sous inhibiteurs calciques, etc.).
- En cas de prescriptions d'examens spécifiques : explication au patient.

Évaluation de la compliance au traitement et de son efficacité. Compétence 5

10. Anévrismes vasculaires

L'athérosclérose fragilise et dilate les artères, provoquant la formation d'anévrismes (atteignant le plus souvent l'aorte abdominale) exposés au risque majeur de rupture.

Définition et physiologie

Dilatation d'une artère (augmentation de son calibre) et perte du parallélisme de ses bords.
On étudie l'anévrisme de l'aorte abdominale (diamètre > 35 mm.) qui est la forme classique.

Épidémiologie

Les anévrismes de l'aorte abdominale représentent 60 % des anévrismes artériels.
Les patients les plus atteints ont plus de 70 ans et sont dans 8 cas sur 10 des hommes.

Physiopathologie et mécanismes d'adaptation

La formation d'anévrismes est le plus souvent due à l'athérosclérose : en présence de facteurs de risque cardiovasculaire (FDRCV) : formation de plaques d'athérome artérielles qui fragilisent la paroi vasculaire et la distendent. La formation de thrombus y est favorisée.

Étiologies

La cause principale est l'athérosclérose.
Plus rarement : dilatation artérielle dans le cadre de maladies du tissu élastique (maladie de Marfan, Ehlers Danlos, etc.) ou d'atteinte vasculaire inflammatoire (maladies de Behçet, Takayashu…).

Diagnostic

Terrain

Patient souvent âgé avec présence de FDRCV.

Signes fonctionnels

La découverte est souvent fortuite (lors d'une échographie abdominale par exemple). Parfois : troubles digestifs non spécifiques, douleur épigastrique, etc.

Examen clinique

– Palpation d'une masse battante expansive épigastrique.
– Auscultation abdominale à la recherche d'un souffle.
– Examen cardiovasculaire complet (cherche un souffle cardiaque, des signes d'insuffisance cardiaque et d'autres localisations de l'athérome).

Examens complémentaires

Bilan biologique

Bilan des FDRCV, bilan général (rénal, hépatique, etc.).

Bilan de l'anévrisme

– Abdomen sans préparation (ASP) : recherche des calcifications des bords artériels.
– Doppler artériel abdominal : siège, dimensions de l'anévrisme.
– Scanner abdominal (TDM) : analyse précisément la localisation et la taille de l'anévrisme.
– Artériographie : analyse les rapports de l'anévrisme, recherche d'autres localisations de l'athérome.
– Angio-IRM : donne des résultats semblables au TDM.

Bilan de dissémination de l'athérosclérose

– Cardiaque : ECG, échocardiographie, test d'ischémie myocardique voire coronarographie.
– Cérébrale : doppler des troncs supra-aortiques.
– Vasculaire : doppler artériel des membres inférieurs.

Bilan général

– Radio de thorax, bilan sanguin standard avec évaluation de la fonction rénale.
– Dépistage des facteurs de risque cardiovasculaire (diabète, dyslipidémie, etc.)

Évolution

Spontanément, les artères anévrismales se dilatent petit à petit de plus en plus, avec risque de rupture au delà d'une certaine taille.
Il faut suivre les patients cliniquement et par un examen de référence d'imagerie tous les 6 mois pour ne pas méconnaître l'évolutivité de ces anévrismes.
De nombreuses complications sont possibles.
Pré-rupture : douleur spontanée et à la palpation avec syndrome inflammatoire traduisant la fragilisation de la paroi artérielle.

Rupture :
- rétro-péritonéale : douleur aiguë et brutale irradiant dans le dos ;
- duodénale : douleurs abdominales avec hémorragie digestive basse modérée ;
- dans la veine cave inférieure.

Thrombose dans l'anévrisme avec accidents emboliques distaux (ischémie de membre, accident vasculaire cérébral, etc.).

Compressions :
- 3e duodénum : tableau de sténose du pylore ;
- uretère gauche : tableau d'hydronéphrose ;
- racines nerveuses : tableau de radiculalgies.

Traitement - Comprendre les prescriptions

Traitement

Traitement de l'athérosclérose et contrôle des FDRCV.
Le traitement des anévrismes de l'aorte abdominale est chirurgical : mise à plat-greffe de l'anévrisme avec extraction du thrombus.

Comprendre les règles de prescription

La chirurgie est urgente en cas de syndrome de pré-rupture (syndrome fissuraire) ou de toute complication mettant en jeu le pronostic vital.
Elle est programmée dans les cas suivants :
- anévrisme symptomatique quelle que soit sa taille ;
- anévrisme compliqué ;
- tout anévrisme dont la taille dépasse les 5 cm ;
- tout anévrisme dont la taille augmente de plus de 1 cm sur deux examens séparés de 6 mois.

Conduite à tenir IDE

Anévrismes vasculaires

Accueil du patient Compétence 1

Recueil des observations participant à la bonne connaissance de la santé du patient (interrogatoire ciblé sur les signes fonctionnels, recherche d'allergies, de FDRCV, etc.)

Conduite à tenir IDE

Prise de constantes Compétence 1

Fréquence cardiaque (FC), fréquence respiratoire (FR), pression artérielle (PA) aux deux bras, saturation en oxygène (SAO_2) en air ambiant.

Recherche de signes de gravité Compétence 1

Existe-t-'il un syndrome de pré-rupture ?

En cas d'absence de signe de gravité (situation habituelle) Compétence 4

- Réalisation du bilan biologique selon prescription, ECG.
- Explication des examens complémentaires radiologiques (doppler, artériographie, etc.).
- Remise des feuilles de consentement avant artériographie.
- Préparation cutanée à la ponction artérielle : rasage et bétadinage (en absence d'allergie) aux sites de ponction.
- Prise de médicaments : évaluer la tolérance, l'efficacité et la bonne prise des médicaments.
- Préparation à la chirurgie : rassurer le patient, explication du bilan préopératoire.

En cas de signe de gravité : rupture Compétence 4

Transfert du patient en soins intensifs.

- Installation du patient :
  - Repos strict au lit. Rassurer le patient.
  - Mise en route du monitoring cardiaque (scope ECG, PA, SAO_2, FC, FR, surveillance de la diurèse, etc.).
  - Mise en place d'une voie d'abord périphérique.
- Mise en route du traitement médicamenteux :
  - Intraveineux : antalgiques.
  - Traitement de toute défaillance respiratoire ou hémodynamique.
- Préparation à la chirurgie en urgence.

11. Artériopathie oblitérante des membres inférieurs

Définition et physiologie

Conséquence de l'athérosclérose au niveau des artères des membres inférieurs : encrassement des artères de patients porteurs de facteurs de risque cardiovasculaire (FDRCV).

Épidémiologie

Incidence : 10 % des patients âgés de 55 à 60 ans, fumeurs dans plus de 90 % des cas.

Physiopathologie et mécanismes d'adaptation

Les FDRCV (HTA, diabète, tabac, hypercholestérolémie, etc.) favorisent la formation de plaques d'athérome rétrécissant petit à petit le calibre de toutes les artères surtout au niveau des membres inférieurs. Ces plaques vont dans un 1e temps diminuer la perfusion des membres inférieurs à l'effort (provoquant des crampes douloureuses). Peu à peu, l'atteinte va s'aggraver jusqu'à pouvoir obstruer complètement l'artère (ischémie de membre). Le mécanisme d'adaptation principal est la formation de circulation artérielle collatérale au niveau des membres (réseau de suppléance).

Étiologies

Quasi exclusivement secondaire à l'athérosclérose.

Les autres causes (rares) sont les maladies inflammatoires artérielles (Takayashu), les artérites post-radiothérapie, etc.

Diagnostic

Terrain

Sujet âgé, masculin, tabagique (+/- autres FDRCV).

Signes fonctionnels

Ils dépendent du stade évolutif décrit dans la classification de Leriche et Fontaine.

– Stade 1 : patient asymptomatique, abolition d'un pouls.

- Stade 2 : claudication intermittente. Crampe unilatérale douloureuse d'effort cédant au repos. La distance de survenue de la crampe définit le périmètre de marche qui reste fixe des années. La diminution de ce périmètre signe l'évolutivité de la maladie.
- Stade 3 : douleurs de repos (de décubitus).
- Stade 4 : troubles trophiques distaux cutanés, neurologiques ou vasculaires (gangrène).

Examen clinique

- Palpation et auscultation de tous les trajets artériels : cherche la diminution ou l'abolition d'un pouls et un souffle vasculaire (signant une sténose).
- Nécessité d'un examen cardiaque pulmonaire complet (avec prise de pression artérielle).
- Le siège de survenue de la crampe traduit une sténose au niveau artériel sus-jacent. Exemple : l'abolition du pouls fémoral traduit une atteinte de l'artère iliaque.

Examens complémentaires

Bilan général biologique

- Ionogramme sanguin, fonction rénale, NFS et hémostase.
- Dépistage des facteurs de risque cardiovasculaires : recherche d'une dyslipidémie (lipides à jeun), d'un diabète (glycémie à jeun).

Bilan des lésions vasculaires

- Doppler artériel des membres inférieurs : donne le siège exact de l'atteinte et son retentissement hémodynamique.
- Artériographie des membres inférieurs : analyse tout l'arbre artériel.
- Recherche d'atteinte coronaire : ECG de repos, échographie cardiaque trans-thoracique, test d'ischémie myocardique voire coronarographie.
- Recherche d'atteinte cérébrale : doppler des troncs supra-aortiques, voire scanner cérébral.

Évolution

La plaque d'athérome va d'abord limiter les efforts (claudication intermittente longtemps fixe). Petit à petit, en absence du contrôle des FDRCV, la plaque va croître (périmètre de marche de plus en plus faible), voire se déstabiliser (douleurs de repos) et boucher complètement l'artère (ischémie aiguë de membre) mettant alors directement en jeu le pronostic vital.

Traitement - Comprendre les prescriptions

Traitement

Mesures générales

- Correction des FDRCV : arrêt total et définitif du tabac, traitement d'une dyslipidémie, d'un diabète, d'une HTA, etc.
- Rééducation à la marche.

Médicaments

Vasodilatateurs artériels *per os* : buflomédil (*Fonzylane*), naftidrofuryl (*Praxilène*), etc.
Anti-agrégants plaquettaires : aspirine (*Aspegic* ou *Kardegic*) ou clopidogrel (*Plavix*).

Revascularisation

Non chirurgicale : angioplastie : dilatation de l'artère rétrécie avec pose d'une prothèse (stent) vasculaire.
Chirurgicale :
- pontages artériels : greffons prothétiques ou veineux;
- endartériectomie;
- amputations.

Comprendre les règles de prescriptions

Quel que soit le stade de l'artériopathie, les antiagrégants plaquettaires sont utiles.
Les vasodilatateurs artériels servent à limiter les symptômes mais n'améliorent pas la morbidité ni la mortalité.
En cas de forme sévère, indication à une revascularisation après bilan cardiovasculaire complet.
En cas de sténose courte, accessible et proximale : dilatation et stent au décours d'une artériographie.
En cas de lésions diffuses et plus distales, ou en cas d'échec de dilatation : pontages artériels.
Rarement : curetage artériel (endartériectomie) ou amputation (en cas d'ischémie terminale).

Conduite à tenir IDE

Artériopathie de membre

Accueil du patient Compétence 1

Recueil des observations participant à la bonne connaissance de la santé du patient (interrogatoire ciblé sur les signes fonctionnels, recherche d'allergies, de FDRCV, etc.)

Prise de constantes Compétence 1

Fréquence cardiaque (FC), fréquence respiratoire (FR), pression artérielle (PA) aux deux bras, saturation en oxygène (SAO_2) en air ambiant.

Recherche de signes de gravité Compétence 1

- Évaluer la tolérance de la douleur de membre (échelle visuelle analogique) et apprécier l'état du membre (ischémie ?).
- Existe-t-il une ischémie du membre (stade 3 à 4 de Leriche et Fontaine).

En cas d'absence de signe de gravité Compétence 4

- Réalisation du bilan biologique selon prescription, ECG.
- Explication des examens complémentaires radiologiques (doppler, artériographie, etc.).
- Remise des feuilles de consentement avant artériographie.
- Préparation cutanée à la ponction artérielle : rasage et bétadinage (en absence d'allergie) aux sites de ponction.
- Prise de médicaments : évaluer la tolérance, l'efficacité et la bonne prise des médicaments.

En cas de signe de gravité Compétence 4

- Transfert du patient en soins intensifs.
- Installation du patient :
  - Repos strict au lit. Rassurer le patient.
  - Mise en route du monitoring cardiaque (scope ECG, PA, SAO_2, FC, FR).

Conduite à tenir IDE

– Mise en place d'une voie d'abord périphérique.

– Mise en route du traitement médicamenteux

– Intraveineux : antalgiques, anticoagulants, vasodilatateurs. S'assurer de la bonne fonctionnalité de la voie d'abord, de la tolérance et de l'efficacité du traitement.

– Traitement *per os* (antiagrégants).

- Surveillance particulière de l'état trophique du membre inférieur : couleur, chaleur, mobilité, sensibilité, etc.
- Préparation à la prise en charge urgente par pontage, angioplastie ou autre chirurgie.

12. Ischémie aiguë de membre

Urgence extrême : pronostic vital et du membre atteint en jeu, chaque minute compte.

Définition et physiologie

Oblitération complète de la circulation artérielle au niveau d'un membre par embolie sur artère saine ou par thrombose sur artères pathologiques. Il en résulte une ischémie du membre (équivalent d'un infarctus) quasi irréversible après la 6e heure.

Physiopathologie et mécanismes d'adaptation

L'occlusion artérielle induit un arrêt de l'arrivée d'oxygène aux tissus (anoxie). L'évolution spontanée est la nécrose du tissu au delà de la 6e heure. En ischémie et en absence d'oxygène, le métabolisme est anaérobie : formation de lactate avec risque d'acidose.

Étiologies

Deux cas sont possibles :
- *embolie artérielle* chez un sujet habituellement jeune sur artères normales (rien ne pouvait le préparer à l'embolie et l'ischémie : absence de voies collatérales de suppléance, gravité très importante). Les emboles viennent habituellement des cavités cardiaques (oreillette et auricule gauche (dilatation et arythmie cardiaque), ventricule gauche (anévrismes, dilatation, etc.), tumeurs cardiaques (myxome), etc.
- *thrombose avec occlusion artérielle* sur artères déjà malades (athérosclérose) : moins grave en théorie car présence de voies de suppléance (circulation collatérale).

Diagnostic

Terrain

Soit sujet jeune avec maladie emboligène sous-jacente, soit sujet athéromateux avec artériopathie des membres connue.

Signes fonctionnels

Douleur intense à début brutal, semblable à un broiement du membre.

Examen clinique

Complet, bilatéral et comparatif : cherche un membre froid, pâle, avec palpation douloureuse. Abolition du pouls.
Signes de gravité à chercher (pronostics d'évolution défavorable) : neurologiques (déficit sensitif, moteur), cutanés (marbrures, phlyctènes) et hémodynamiques (état de choc, défaillance respiratoire).
L'abolition du pouls localise l'occlusion à l'artère sus-jacente.

Examens complémentaires : urgents

Bilan général biologique

Bilan préopératoire car traitement chirurgical urgent : groupe Rhésus RAI, sérologies virales pré-transfusionnelles, NFS, plaquettes, ionogramme sanguin à la recherche d'une insuffisance rénale aiguë par rhabdomyolyse, etc.

ECG

Recherche d'une cardiopathie sous-jacente et d'un facteur déclenchant (arythmie, dilatation cavitaire, etc.).

Radiographie de thorax

Recherche d'une cardiopathie sous-jacente.

Doppler artériel

Bilan lésionnel avec topographie. Moins urgent que l'artériographie.

Artériographie des membres inférieurs en urgence

Siège de l'occlusion et mécanisme (embolie ? Thrombose ?).

Évolution

En absence de traitement urgent : nécrose du membre avec nécessité d'amputation car risque d'infection (et donc de choc septique) mettant en jeu le pronostic vital.
Risques de rhabdomyolyse (lyse musculaire secondaire à l'ischémie) avec relargage sanguin d'enzymes musculaires pouvant boucher les tubes rénaux (insuffisance rénale aiguë nécessitant dialyse), d'acidose lactique (métabolisme anaérobie).

Traitement - Comprendre les prescriptions

Traitement médical

Mesures générales

Urgence vitale : hospitalisation en réanimation chirurgicale. Repos au lit, mise en place de voies veineuses périphériques.

Médicaments

- Anticoagulants à doses efficaces (héparine) pour lyser le caillot.
- Vasodilatateurs artériels IV (buflomédil : *Fonzylane*) pour améliorer le débit sanguin local.
- Correction de toute défaillance hémodynamique et respiratoire : remplissage vasculaire abondant, support inotrope positif si besoin.
- En cas d'insuffisance rénale aiguë avec hyperkaliémie résistante au remplissage : dialyse.
- Antalgiques à adapter au niveau de la douleur.
- Le seul traitement efficace est la revascularisation du membre dont la technique dépend des résultats de l'artériographie réalisée en urgence.

Revascularisation du membre après artériographie urgente

- *Techniques non chirurgicale*
  - Fibrinolyse *in situ* : permet la lyse du caillot.
  - Aspiration du caillot.
  - Angioplastie percutanée (dilatation) après thrombolyse ou aspiration.
- *Techniques chirurgicales*
  - Embolectomie rétrograde par sonde de Fogarty.
  - Pontages, greffons veineux ou en matériel prothétique (dacron).
  - Aponévrotomie de décharge en cas d'œdème.
  - Amputation en cas d'ischémie dépassée sans espoir de récupération du membre.

Traitement étiologique

- Traitement de la maladie emboligène sous-jacente.
- Correction des facteurs de risque cardiovasculaire en cas d'artériopathie.

Comprendre les règles de prescription

- Embolie sur artère saine : l'embolectomie rétrograde est le traitement de choix.
- Parfois thrombo-aspiration ou thrombolyse *in situ*.
- Thrombose sur artères malades : dilatation après fibrinolyse ou aspiration si possible, pontage sinon.

Conduite à tenir IDE

Ischémie aiguë de membre

Accueil du patient en réanimation Compétence 1

Recueil des observations participant à la bonne connaissance de la santé du patient (interrogatoire ciblé sur les signes fonctionnels, recherche d'allergies, de FDRCV, etc.).

Installation du patient Compétence 1

- Repos strict au lit. Rassurer le patient.
- Mise en route du monitoring cardiaque (scope ECG, PA, SAO_2, FC, FR).
- Mise en place d'une voie d'abord périphérique, de dispositif de recueil des urines si besoin.

Prise de constantes en urgence Compétence 1

- Fréquence cardiaque (FC), fréquence respiratoire (FR), pression artérielle (PA) aux deux bras, saturation en oxygène (SAO_2) en air ambiant.
- Évaluer la tolérance de la douleur de membre (échelle visuelle analogique).

Recherche de signes de gravité : en général présents Compétences 1 et 4

- Réalisation en urgence du bilan biologique préopératoire.
- Explication des examens complémentaires radiologiques (artériographie).
- Remise des feuilles de consentement avant artériographie
- Préparation cutanée à la ponction artérielle : rasage et bétadinage aux sites de ponction
- Prise de médicaments : évaluer la tolérance, l'efficacité et la bonne prise des médicaments, mise en route des anticoagulants.
- Mise en route du traitement médicamenteux intraveineux : antalgiques, anticoagulants, vasodilatateurs. S'assurer de la tolérance et de l'efficacité du traitement.

▶

Conduite à tenir IDE

Surveillance particulière Compétence 5

- État du membre avant et après revascularisation, troubles trophiques, neurologiques, état hémodynamique et respiratoire (chaleur, douleur).
- Douleur.
- Diurèse (insuffisance rénale ?).
- En cas de thrombolyse : recherche de saignements, d'hématomes, etc.
- Surveillance post-artériographie (point de ponction, mobilité du membre sous-jacent).

13. Thrombose veineuse profonde et embolie pulmonaire

Définition et physiologie

Formation d'un thrombus veineux (surtout au niveau des veines des membres inférieurs) suite à une activation locale de la coagulation favorisée par :
- la stase veineuse (ralentissement du flux veineux (exemple : immobilisation prolongée) ;
- l'altération de la paroi vasculaire (lésion par inflammation locale par exemple) ;
- l'activation de la coagulation (par déficit en protéines anticoagulantes par exemple).

Facteurs favorisants principaux : surpoids, insuffisance veineuse, alitement prolongé, *post-partum*, chirurgie à haut risque (orthopédique, etc.), cancers, anomalies des facteurs de la coagulation (génétiques), prise de contraceptif oral, etc.

Épidémiologie

L'incidence de la phlébite est de 0,5 cas par an pour 1 000 personnes. Après 80 ans, on compte 3 phlébites par an pour 1 000. Concernant l'embolie pulmonaire, on compte 50 à 10 000 cas/an en France.

Thrombose de membre inférieur (phlébite)

Diagnostic

Terrain

Patient ayant des facteurs prédisposant à la formation de caillots veineux.

Signes fonctionnels

Douleur (ou paresthésie) au niveau de la jambe.

Examen clinique

Fièvre modérée, douleur à la palpation du mollet, induration du cordon veineux, diminution du ballottement du mollet; élévation de la chaleur locale avec œdème. Toujours chercher des signes évoquant une embolie pulmonaire (obstruction d'une artère pulmonaire par migration d'un caillot veineux) tels que dyspnée, hémoptysie, tachycardie, etc.

Examens complémentaires

Biologie

D-Dimères élevés, recherche d'un syndrome inflammatoire biologique, gaz du sang (recherche une EP) ± bilan de thrombose (suspicion de maladie de l'hémostase).

Doppler veineux des membres inférieurs

Visualise la thrombose (siège, extension, etc.).

ECG et radio pulmonaire

Pour éliminer une embolie pulmonaire.

Évolution et complications

L'évolution habituelle sous traitement est simple.
Complications à redouter :
- embolie pulmonaire : voir page 109;
- compression artérielle par l'œdème : urgence chirurgicale (décompression);
- maladie post-phlébitique. Retentissement fonctionnel et esthétique : jambes, lourdes, œdèmes, insuffisance veineuse, troubles trophiques, etc.
- extension, récidives;
- embolie artérielle d'un caillot veineux (rare).

Traitement - Comprendre les prescriptions

Traitement curatif : phlébite

Règles générales

Repos strict au lit (24 heures), jambes légèrement sur élevées, cerceau sur les jambes.
Chaussettes de contention (ou bas) : pour diminuer le risque de maladie post phlébitique.

Médicaments

Anticoagulants à dose efficace, plusieurs possibilités :
- héparine non fractionnée (IV) ou sous cutané (calciparine) pour TCA entre 2 et 3 fois le témoin ou rarement héparinémie entre 0,3 et 0,6 UI/mL;
- héparines de bas poids moléculaires. Exemple : tinzaparine (*Innohep*) en une dose par jour ou enoxaparine (*Lovenox)* en 2 doses par jour;
- fondaparinux (*Arixtra*) : anti-thrombotique sans risque de thrombopénie;
- en pratique : en première intention, et en absence de risque hémorragique ou de complication : *Arixtra* ou *Innohep* avec relais précoce par AVK;
- Sinon : héparine IV ou sous cutané;
- antivitamine K : en relais de l'héparine. Exemple : warfarine (*Coumadine)* : pour INR entre 2 et 3, durée de traitement de 3 à 6 mois;
- peut se traiter à domicile si patient compliant, absence de complications, absence de risque hémorragique sous AVK, réseau de soin.

Embolie pulmonaire

Définition

Obstruction plus ou moins complète d'une ou de plusieurs artères pulmonaires par migration d'un caillot (thrombus) veineux.

Diagnostic

Signes fonctionnels

Douleur basi-thoracique (pointe augmentée à l'inspiration), dyspnée avec polypnée, hémoptysie de sang noir, fièvre.

Examen clinique

Tachycardie (parfois irrégulière), recherche signes de mauvaise tolérance : syncope, choc (hypotension artérielle, tachycardie, marbrures, etc.).

Examens complémentaires

Biologiques

D-Dimères élevés, effet Shunt aux gaz du sang (hypoxie et hypocapnie).

ECG

Recherche des signes de cœur pulmonaire : tachycardie (régulière ou FA), etc.

Radio pulmonaire

Recherche : élévation d'une coupole, atélectasie en bande, etc.

Scintigraphie pulmonaire

Pour éliminer le diagnostic en cas de normalité.

Angio scanner pulmonaire

Pour visualiser le thrombus dans l'artère pulmonaire.

Échocardiographie

Recherche un retentissement cardiaque.

Doppler veineux des membres inférieurs

Recherche une phlébite (étiologie).

Traitement - Comprendre les prescriptions

Traitement préventif

Lever précoce des opérés, minimiser l'allaitement et l'immobilisation. Anticoagulants à dose préventive : héparines de bas poids moléculaires (HBPM). Exemple : Enoxaparine (*Lovenox*) : 0,4 mL/jour.

Traitement curatif : embolie pulmonaire

- Hospitalisation en urgence.
- Traitement de tout état de choc.
- Traitement anticoagulant à doses efficaces (héparine non fractionnée, ou de bas poids moléculaires (tinzaparine : *Innohep*), avec relais par anticoagulants per os (antivitamine K) dès que possible.
- En cas de signes de gravité : thrombolyse intraveineuse.
- Rarement : si échec : embolectomie chirurgicale.
- Oxygénothérapie.
- Antalgiques adaptés au niveau de la douleur.
- Traitement des phlébites associées.

Conduite à tenir IDE

Phlébite

- Accueil du patient Compétence 1 : recueil des observations participant à la bonne connaissance de la santé du patient (interrogatoire ciblé, recherche d'allergies, etc.).
- Prise de constantes Compétences 1 et 4 : fréquence cardiaque (FC), fréquence respiratoire (FR), pression artérielle (PA) aux deux bras, saturation en oxygène (SAO_2) en air ambiant.
- Évaluer la tolérance de la douleur (échelle EVA). Compétence 1
- Installation du patient : repos strict au lit 24 à 48 heures, lever autorisé avec bas de contention.
- Réalisation du bilan biologique selon prescription, ECG. Compétence 4
- Explication des examens complémentaires radiologiques. Compétence 6
- Prise de médicaments et suivi du traitement. Compétence 4
  - Anticoagulants : IV (héparine) : préparation des seringues et mise en route. Contrôle de l'efficacité (dosage de l'héparinémie à H4 puis tous les jours et 4 heures après tout changement de dose).
  - Anticoagulants sous cutanés : HBPM : dosage de l'activité anti Xa 4 heures après la 2e injection.
  - Anticoagulants *per os* : AVK : surveillance de la prise, de l'efficacité (dosage de l'INR).
  - Remise du carnet de suivi des AVK (et explication).
  - Antalgiques.
  - Évaluer la tolérance, l'efficacité et la bonne prise des médicaments.

Conduite à tenir IDE

Embolie pulmonaire

Idem que pour la phlébite, page 111.

- Installation du patient en soins intensifs.
  - Repos strict au lit. Rassurer le patient.
  - Mise en route du monitoring cardiaque (scope ECG, PA, SAO_2, FC, FR).
  - Mise en place d'une voie d'abord périphérique.
  - Réalisation d'un ECG.
- Mise en route du traitement médicamenteux
  - Intraveineux (anticoagulants) ou sous-cutané (anticoagulants) : s'assurer de la bonne fonctionnalité de la voie d'abord, de la tolérance et de l'efficacité du traitement.
  - Traitement *per os* (AVK, antalgiques) : *idem.*
  - Anxiolytique et/ou laxatifs souvent nécessaires en réanimation.
- Surveillance particulière : scope ECG.
- Traitement de tout état de choc

Traiter la défaillance respiratoire

- Débuter l'oxygène avec débit à adapter à la saturation en O_2 : lunette, sonde, masque à haute concentration. Si insuffisant, utiliser le respirateur pour séances de ventilation non invasive ou ventilation mécanique avec le médecin :
  - nécessité de ventilation non invasive : rassurer et expliquer les séances au patient;
  - nécessité de ventilation mécanique sous anesthésie générale : préparation d'un dispositif d'aspiration et préparation des anesthésiques (benzodiazépine d'action rapide, curares).
- Préparer sonde d'intubation, lubrification, vérification de l'étanchéité du ballonnet par insufflation de 5 à 10 cc d'air.
- Vérification du laryngoscope.
- Patient en décubitus dorsal, appareils dentaire éventuels retirés.

Conduite à tenir IDE

- Réglage de l'appareil : médical (FIO_2, FR, volume courant, PEEP).
- Programmer radio pulmonaire au lit pour contrôler la sonde (urgent).

Traiter la défaillance hémodynamique

- Remplissage vasculaire de 1re intention (macromolécule ou sérum physiologique).
- Préparation des drogues inotropes positives si échec (exemple : dobutamine).
- Préparation de thombolytiques selon prescription médicale.

Évaluer l'observance, la tolérance et l'efficacité du traitement Compétence 5

14. Troubles du rythme auriculaire

Le rythme cardiaque part de l'étage auriculaire : QRS fins en général sur l'ECG.

Tachycardie sinusale

- Accélération de la fréquence cardiaque (> 90/mn).
- *Causes habituelles* : effort, fièvre, hypovolémie (déshydratation, anémie, etc.), hypervolémie (insuffisance cardiaque gauche), embolie pulmonaire, hyperthyroïdie, etc.
- *Signes fonctionnels* : palpitations, parfois dyspnée et douleurs thoraciques secondaires.
- *Traitement* : de la cause (exemple : hyperthyroïdie) et ralentir la fréquence cardiaque si besoin : bêtabloquants, etc.

Extrasystoles auriculaires (ESA)

- Contractions auriculaires (présence d'ondes P) inattendues et prématurées.
- *Causes habituelles* : Idem, toute cardiopathie peut donner des ESA.
- *Traitement* : Idem.

Fibrillation atriale (FA)

Définition

- Pas d'onde P (perte de contraction auriculaire), mais trémulation de la ligne de base.
- Cadence ventriculaire (QRS fins) rapide et irrégulière.

Étiologies nombreuses

- *Cardiaques* : toutes les cardiopathies peuvent se compliquer de FA, surtout en cas de dilatation de l'oreillette gauche (OG) (ex : rétrécissement mitral, etc.).

- *Non cardiaques principales* : maladies pulmonaires (pneumonies, embolies pulmonaires, etc.), hypovolémie (déshydratation, hémorragie, fièvre, etc.), troubles métaboliques (hypokaliémies), hyperthyroïdie, cancers de toute origine (poumons, etc.), alcool, etc.

Conséquences possibles de l'arythmie faisant sa gravité

- Perte de débit cardiaque (perte de contraction de l'OG) : insuffisance cardiaque.
- Thrombose intra auriculaire : par stase de sang dans l'OG : formation de caillot.
- Embolies périphériques : suites à la présence d'un caillot.
- FA permanente, dilatation cardiaque.

Diagnostic clinique

Signes fonctionnels

Palpitations (perception anormale du rythme cardiaque), dyspnée d'effort et/ou de repos, asthénie, parfois : complication embolique (hémiplégie par accident vasculaire cérébral, etc.).

Terrain

Patient porteur d'une cardiopathie connue, contexte infectieux, …

Examen clinique

- Pression artérielle parfois abaissée (perte de débit cardiaque) et fréquence cardiaque habituellement augmentée, rechercher une fièvre.
- Recherche de signes d'insuffisance cardiaque droite ou gauche.

Examens complémentaires

- ECG : rythme cardiaque irrégulier et rapide, pas d'onde P, trémulation de la ligne iso électrique. QRS fins.
- Radio thoracique : recherche une cause sous jacente, ou des signes d'insuffisance cardiaque.
- Biologie : ionogramme sanguin (hypokaliémie ?) NFS (anémie ?) syndrome inflammatoire ? hyperthyroïdie ? souffrance cardiaque ? (troponine), etc.
- Échocardiographie : bilan de la cardiopathie sous jacente, évaluation de la FEVG.
- Échographie cardiaque trans-œsophagienne (ETO) : permet la recherche d'un thrombus.

Traitement

- Hospitalisation (salle ou USIC selon tolérance).
- Mal tolérée (choc cardiogénique, syncope) : réduction urgente par choc électrique externe sous anesthésie générale.
- Bien tolérée :
  - Anticoagulation efficace (héparine et AVK) car risque de thrombus.
  - Ralentissement de la fréquence cardiaque : digitaliques (exemple : *Digoxine*).
  - Réduction : électrique (choc électrique externe sous anesthésie générale programmé).
  - ou par médicaments (amiodarone : *Cordarone* en dose de charge) sous anticoagulation efficace depuis au moins 21 jours ou après avoir éliminé un thrombus par ETO, après au moins 72 heures d'arrêt des digitaliques.
  - Prévention des récidives : inutile en cas d'accès unique sur cœur sain.
  - Sinon : anticoagulation efficace et traitement anti-arythmique de fond (ex : *Cordarone* en absence de contre-indication).

En cas d'échec de réduction : anticoagulation efficace (AVK) et ralentissement de la fréquence cardiaque (exemple : digitaliques [*Digoxine*]).
Traitement de la cause systématique (exemple : corriger une hyperthyroïdie).

Conduite à tenir IDE

Trouble du rythme auriculaire : FA, flutter, etc.

Accueil du patient Compétence 1

Recueil des observations participant à la bonne connaissance de la santé du patient (interrogatoire ciblé, recherche d'allergies, etc.)

Prise de constantes Compétence 1

Fréquence cardiaque (FC), fréquence respiratoire (FR), pression artérielle (PA) aux deux bras, saturation en oxygène (SAO_2) en air ambiant

Conduite à tenir IDE

Évaluer la tolérance hémodynamique et respiratoire

Compétences 1 et 4

En cas de bonne tolérance Compétence 4

- Réalisation du bilan biologique selon prescription, ECG
- Explication des examens complémentaires radiologiques
- Prise de médicaments : anticoagulants anti arythmiques, etc. : évaluer la tolérance, l'efficacité et la bonne prise des médicaments.
- En cas de nécessité de choc électrique externe (CEE) :
  - consultation d'anesthésie à prévoir ;
  - bilan biologique de moins de 12 heures (kaliémie, hémostase) ;
  - arrêt des digitaliques ;
  - ETO en cas de suspicion de thrombus cardiaque (sous AG avec CEE) ;
  - expliquer l'examen au patient, remise de feuille de consentement éclairé.

En cas de mauvaise tolérance (OAP ou choc cardiogénique)

compétence 4

- Appel du médecin en urgence. Organiser le transfert en réanimation. En attendant, débuter la prise en charge.
- En cas d'OAP ou choc cardiogénique : *cf.* Fiche.
- Si un choc électrique en urgence est décidé :
  - appel de l'anesthésiste, préparation des drogues (ex : *Diprivan*) ;
  - amener le défibrillateur, vérifier son bon fonctionnement, mise en marche, mise en place de patch de protection cutané ;
  - s'assurer que personne ne touche le lit lors du choc.

15. Troubles du rythme jonctionnel

Le rythme cardiaque part de la jonction entre oreillettes et ventricules : QRS fins et très rapides.
Causes : habituellement bénignes et idiopathiques (maladie de Bouveret), révèlent parfois l'existence d'une voie de conduction cardiaque accessoire (syndrome de Wolf Parkinson White) pouvant se traiter par ablation

Tachycardie de Bouveret

- Tachycardie régulière entre 180 et 220/min, pas d'onde P.
- Très souvent bénignes et bien tolérées.
- Réduction par stimulation vagale = massage des carotides ou des globes oculaires.
- Réduction médicamenteuse : en cas d'échec des manœuvres vagales.
- Injection de striadyne : provoque un bloc de conduction entre oreillettes et ventricules : arrêt de la crise, parfois pause cardiaque courte mais très mal tolérée.
- Injection d'un inhibiteur calcique : vérapamil (*Isoptine*).

Conduite à tenir IDE

Trouble du rythme jonctionnel : Bouveret

Accueil du patient Compétence 1

Recueil des observations participant à la bonne connaissance de la santé du patient (interrogatoire ciblé, recherche d'allergies, etc.).

Prise de constantes Compétence 1

Fréquence cardiaque (FC), fréquence respiratoire (FR), pression artérielle (PA) aux deux bras, saturation en oxygène (SAO_2) en air ambiant.

Évaluer la tolérance hémodynamique et respiratoire Compétences 1 et 4

En cas de bonne tolérance Compétence 4

- Réalisation du bilan biologique selon prescription, ECG.
- Explication des examens complémentaires radiologiques.

En général, mauvaise tolérance Compétence 4

Réduction par striadyne. Compétence 4

- Préparation d'une ampoule (IVD), rechercher contre-indication absolue (asthme).
- Scope ECG, FC et PA, matériel de réanimation prêt à l'emploi à proximité.
- Expliquer au patient : risque de flush, de pause cardiaque courte et donc de sensation de malaise.
- Maintien de l'ECG pendant toute la perfusion et les secondes qui suivent.
- Préparer de l'atropine pour accélérer la fréquence cardiaque en cas de pause prolongée.

16. Troubles du rythme ventriculaire

Le rythme cardiaque part des ventricules : potentiellement très graves : QRS larges sur l'ECG.

Extra-systoles ventriculaires (ESV)

- Contraction ventriculaire inattendue, pas d'onde P.
- Causes : toute cardiopathie (surtout ischémique), troubles métaboliques, etc.
- Risque : Dégénérescence en tachycardie ventriculaire.
- Traitement : de la cause (souvent : bêtabloquants).

Tachycardie ventriculaire (TV)

Définition, ECG

Tachycardie partant des ventricules cardiaques : régulière et très rapide, QRS larges.

Étiologies

- Parfois idiopathiques, toute cardiopathie (surtout ischémique), hypokaliémie, etc.
- Signes fonctionnels : palpitations, parfois : malaises, syncopes, etc.

Conséquences possibles

Perte de débit cardiaque : mal tolérées : syncopes, angor secondaire, arrêt cardiaque, etc.

Traitement

- *Mal toléré* : réduction par choc électrique externe en urgence.
- *Bien toléré*; réduction par choc en semi urgence, ou par médicaments (xylocaine, magnésium, amiodarone, etc.), puis traitement de la cause, etc.

Fibrillation ventriculaire

Définition

Activité ventriculaire inefficace très rapide et irrégulière : arrêt cardiaque.

Causes

Cardiopathie ischémique, hypokaliémie, etc.

Diagnostic

Examen clinique

Arrêt cardiaque (absence de pouls et de pression artérielle) et respiratoire.

Examen complémentaire

ECG

Tachycardie à QRS larges, anarchique.

Traitement

Réanimation en urgence : choc électrique externe puis traitement de la cause.

Torsade de pointe

Définition

Aspect de TV avec modifications de morphologie (torsion autour de la ligne de base) des QRS, suite à un allongement de l'espace QT et une bradycardie souvent.

Causes

Trouble métabolique (hypokaliémie, hypocalcémie), iatrogènes (anti-arythmiques), cardiopathies congénitales, etc.

Diagnostic

Ces troubles rythmiques sont habituellement très mal tolérés (syncope).

Traitement

Accélérer la fréquence cardiaque : *Isuprel*. Sonde d'entraînement électro-systolique, perfusion de magnésium.

Conduite à tenir IDE

Trouble du rythme ventriculaire

Accueil du patient Compétence 1

- Recueil des observations participant à la bonne connaissance de la santé du patient (interrogatoire ciblé, recherche d'allergies, etc.).

Prise de constantes Compétence 1

- Fréquence cardiaque (FC), fréquence respiratoire (FR), pression artérielle (PA) aux deux bras, saturation en oxygène (SAO_2) en air ambiant.

Évaluer la tolérance hémodynamique et respiratoire Compétence 4

En cas de bonne tolérance

- Réalisation du bilan biologique selon prescription, ECG.
- Explication des examens complémentaires radiologiques.
- Prise de médicaments : anticoagulants anti arythmiques, etc. : évaluer la tolérance, l'efficacité et la bonne prise des médicaments.
- En cas de nécessité de choc électrique externe (CEE) :
  - consultation d'anesthésie à prévoir;
  - bilan biologique de moins de 12 heures (kaliémie, hémostase);
  - arrêt des digitaliques;
  - ETO en cas de suspicion de thrombus cardiaque (sous AG avec CEE);
  - expliquer l'examen au patient, remise de feuille de consentement éclairé.

En cas de mauvaise tolérance (OAP ou choc cardiogénique)

- Appel du médecin en urgence. Organiser le transfert en réanimation. En attendant, débuter la prise en charge.
- En cas d'OAP ou choc cardiogénique : *cf. Fiche.*
- Si un choc électrique en urgence est décidé :
  - appel de l'anesthésiste, préparation des drogues (ex : *Diprivan*);

▶

Conduite à tenir IDE

- amener le défibrillateur, vérifier son bon fonctionnement, mise en marche, mise en place de patch de protection cutané;
- s'assurer que personne ne touche le lit lors du choc.

NB : Torsade de pointe :

- Préparation d'*Isuprel* (5 ampoules dans 250 cc de G5 %, vitesse à adapter pour FC choisie).
- Si nécessité de sonde d'entraînement :
  - préparation du matériel;
  - préparation cutané (rasage et bétadinage, pli fémoral droit);
  - préparation d'anesthésie locale (xylocaine);
  - programmer radio pulmonaire de contrôle.

Évaluer l'observance, la tolérance et l'efficacité du traitement Compétence 5

17. Troubles de la conduction intra-cardiaque

Fréquents chez le sujet âgé, nécessitant parfois la pose d'un Pace Maker.

Blocs de branche (droits ou gauches)

- Ralentissement de la conduction dans l'une des branches du faisceau de His.
- Causes usuelles : dégénérescence des voies de conduction, ischémie cardiaque.
- Élargissements des QRS sur l'ECG.

Blocs auriculo-ventriculaires : BAV

Atteinte de la conduction auriculo-ventriculaire par atteinte
Du nœud auriculo-ventriculaire (bloc nodal), du tronc du faisceau de His (bloc infra nodal) ou des branches du His

- BAV du premier degré (BAV1) : allongement fixe du PR > 0,20 secondes.
- BAV du second degré :
  - Mobitz 1 : allongement progressif de l'espace PR jusqu'à une onde P bloquée
  - Mobitz 2 : survenue d'une onde P bloquée sans que l'on s'y attende.
- BAV 3 : dissociation auriculo-ventriculaire complète.

L'exploration du faisceau de His permet par l'étude des temps de conduction cardiaques de préciser le siège des blocs auriculo-ventriculaires.
Causes habituelles : ischémiques (complication des infarctus), dégénératives (vieillissements des voies de conduction), infectieuses (endocardite avec abcès septal), traumatiques (lésions chirurgicales post chirurgie cardiaque), biologiques (hyperkaliémie), ou iatrogènes (surdosages en anti-arythmiques).

Traitements - Comprendre la prescription

BAV syncopaux

- Coup de poing sternal en urgence.
- Réanimation cardiorespiratoire.
- Accélérer la fréquence cardiaque : isoprénaline (*Isuprel*) pour FC >50/mn et/ou atropine.
- Mise en place d'une sonde d'entraînement électro-systolique en urgence si échec.

- Si absence de récupération après traitement de la cause : discuter la pose d'un pace maker (PM).

BAV non syncopaux

Mise en place d'un stimulateur cardiaque si BAV de haut degré (symptomatiques (fatigue,..), BAV3, BAV2 Mobitz 2).

Conduite à tenir IDE

Patient hospitalisé pour exploration du faisceau de His ± pose d'un Pace Maker

- Accueil du patient Compétence 1 : recueil des observations participant à la bonne connaissance de la santé du patient (interrogatoire ciblé, recherche d'allergies, etc.).
- Prise de constantes Compétence 1 : fréquence cardiaque (FC), fréquence respiratoire (FR), pression artérielle (PA) aux deux bras, Saturation en oxygène (SAO_2) en air ambiant.
- Evaluer la tolérance hémodynamique et respiratoire. Compétences 1 et 4
- Réalisation du bilan biologique selon prescription, ECG.
- Explication des examens complémentaires radiologiques.
- Prise de médicaments : évaluer la tolérance, l'efficacité et la bonne prise des médicaments.
- Exploration du His : remise de feuille de consentement éclairé, explications de l'examen, préparation cutané : rasage et bétadinage fémoral.
- Pose de PM : explication de l'intervention au patient (anesthésie locale), remise de feuille de consentement éclairé, préparation cutané (douche, bétadinage).
- Par la suite Compétences 3, 4 et 6
  - remise du carnet d'identité du PM;
  - soins locaux : pansement ± compressif, immobilisation de l'épaule;
  - cicatrice : douleur? : antalgiques à adapter à la douleur : échelle EVA, saignement, hématome de loge, etc. propreté (infection?);
  - inflammation? saignements? : avertir le médecin;

▶

Conduite à tenir IDE

- mobilité du membre supérieur, sensibilité, couleur, chaleur, etc.;
- pansement compressif : lors des 1res heures ou 1rs jours : signes d'ischémie du membre ?, etc.;
- retrait des fils à J10 si besoins;
- générale : constantes vitales, température, etc.
- radiologique : prescription de radio pulmonaire au lit pour vérifier le positionnement des sondes et l'absence de complication (pneumothorax, etc.);
- ECG : vérification du fonctionnement de la pile (test à l'aimant : inhibe la fonction d'écoute du PM qui doit donc entraîner).

• Évaluer l'observance, la tolérance et l'efficacité du traitement. Compétence 5

Conduite à tenir IDE

Patients hospitalisé pour trouble de conduction syncopal Compétences 1 et 4

• Appel du médecin en urgence.
• Toujours allonger le patient, essayer d'éviter les traumatismes physiques.
• Mise en place la plus rapide possible d'un ECG (scope, dérivations périphériques, etc.).
• Prise des constantes vitales.
• Trouble de la conduction syncopal : arrêt des bradycardisants si besoin, préparation selon prescription d'atropine (sous cutané) ou isoprénaline (*Isuprel*) IV.
• Parfois : nécessité de sulfate de magnésium ou de sonde d'entraînement électro systolique (préparation cutané : rasage et bétadinage, préparation du matériel).
• Dans tous les cas : débuter la réanimation cardiorespiratoire (coup de poing sternal, massage cardiaque externe, etc.).
• Évaluer l'observance, la tolérance et l'efficacité du traitement. Compétence 5

18. Douleurs thoraciques

Motif fréquent de consultation et d'hospitalisations.
Causes nombreuses mettant parfois en jeu le pronostic vital.

Douleurs d'origine cardiovasculaire

Maladie coronaire

Voir question *Angine de poitrine* et *Infarctus du myocarde*, pages 35.

Maladie du péricarde

Voir question *Péricardites aiguës*, page 83.

Maladie aortique : dissection aortique

Terrain

HTA ancienne ou maladie du tissu élastique (Marfan, Ehlers Danlos…).

Clinique

Douleur intense, continue, inter-scapulaire à irradiation dorsale descendante.

Examen

Asymétrie tensionnelle et de pouls, HTA. Signes de choc.
Recherche de signes évoquant une dissection progressive :
- *rétrograde* : Insuffisance aortique par dissection de la valve aortique, IDM par dissection d'une coronaire, tamponnade;
- *antérograde* : accidents vasculaire cérébral (AVC) par dissection d'une carotide, douleur abdominale ou lombaire, oligo-anurie, hématurie en cas de dissection d'artères mésentériques ou rénale, ischémie aiguë de membre en cas de dissection artérielle de membre…

Examens complémentaires

Biologie

Bilan pré-opératoire.

ECG

Le plus souvent normal, parfois signes d'IDM en cas de dissection coronaire…

pathologies

Radio de thorax

Élargissement du médiastin supérieur, d'un double contour aortique.

Échocardiographie trans-thoracique

Dilatation aortique, recherche une insuffisance aortique, un épanchement péricardique. Recherche un faux chenal, surtout visible en ETO.

Échographie cardiaque trans-oesophagienne

Idem, présence d'un voile intimal séparant un vrai d'un faux chenal; elle précise la porte d'entrée et l'extension de la dissection.

Autres

Parfois, scanner thoracique, IRM thoracique, angio-IRM ou aortographie permettent également de poser le diagnostic mais ne doivent pas retarder la prise en charge médico-chirurgicale.

Classification

Type A : dissection de l'aorte ascendante.
Type B : dissection n'atteignant pas l'aorte ascendante.

Évolution

Pronostic spontané type A : 95 % de décès à un mois. Type B : 35 % à un mois.

Traitement

- Urgence extrême (chaque minute compte).
- Hospitalisation en centre de chirurgie cardiaque.
- Traitement du choc, de l'HTA, de la douleur (morphine). Pas d'anticoagulants.
- Traitement chirurgical en urgence (type A) : remplacement de l'aorte ascendante, de la valve aortique et réimplantation des coronaires (intervention de Bentall).
- Type B : traitement médical de 1re intention, rarement chirurgie ou pose de prothèse aortique
- Remarque : l'hématome aortique qui touche surtout le sujet âgé et hypertendu est l'équivalent d'une dissection de type B.

Douleurs d'origine pleuropulmonaire

Embolie pulmonaire

Voir question, page 109.

Pneumothorax

Définition et physiologie

Épanchement aérien de la plèvre.

Terrain

Sujet jeune, longiligne. Parfois maladie pulmonaire sous jacente.

Clinique

Douleur brutale, unilatérale. Immobilité d'un hémithorax, polypnée, toux irritative.
Diminution ou abolition du murmure vésiculaire et de la transmission des vibrations vocales. Tympanisme.

Examens complémentaires

Radio de thorax

Hyper-clarté entre la paroi et le parenchyme pulmonaire, de taille variable. Parfois d'un hémithorax avec moignon pulmonaire collabé.

ECG

Recherche de signes de cœur pulmonaire aigu.

Gravité

Impose un drainage en urgence.

Clinique

Terrain fragile, mauvaise tolérance respiratoire et hémodynamique, choc.

Radiologique

Pneumothorax complet, bilatéral, hémopneumothorax (présence de niveau liquide), brides, compressif (à soupape), pathologie pulmonaire sous-jacente.

Traitement

Parfois exsufflation en urgence, hospitalisation pour drainage.

Pleurésies

Définition et physiologie

Épanchement liquidien de la plèvre.

Signes fonctionnels

Douleur pleurale, augmentant à l'inspiration et disparaissant en apnée.

Examen clinique

Matité pleurale, abolition de la transmission des vibrations vocales et du murmure vésiculaire.

Examens complémentaires

Radio de thorax

Opacité dense à limite supérieure concave vers le haut, avec ligne bordante.

ECG

Recherche de signes de cœur pulmonaire aigu.

Traitement

Ponction pleurale exploratrice et évacuatrice.

Autres causes

Pneumopathies, broncho-pneumopathies (toux fébrile, expectorations mucopurulentes, opacité systématisée à la radio de thorax si pneumopathie).
Tumeurs pleurales (mésothéliomes), douleurs des HTAP…

Douleurs d'origine digestive

Œsophagiennes

Reflux gastro-œsophagien

Pyrosis (brûlure ascendante retro sternale post prandiale, au coucher), provoqué par l'anté-flexion. Parfois dysphagie.

Oesophagite, ulcérations de l'œsophage. Hernie hiatale

Examens complémentaires : fibroscopie oeso-gastro-duodénale (signes d'œsophagite, ulcérations… recherche d'une hernie hiatale).
pH métrie des 24 heures prouvant l'hyper acidité et le reflux.
Traitement par les anti-acides.

Troubles moteurs œsophagiens

Rarement.

Gastriques

Ulcérations (voir), néoplasies…

Autres

– Lithiase vésiculaire (colique hépatique).

- Douleurs d'origine pancréatique. (pancréatite, cancer…).
- Diagnostic : bilan biologique hépatique et pancréatique, échographie abdominale, scanner abdominal.

Douleurs pariétales

Clinique

Douleurs superficielles reproduites à la palpation et les mouvements thoraciques. Durée variable.

Causes fréquentes

Fractures costales

- Point douloureux violent à la palpation : post traumatisme, ou secondaire à une tumeur osseuse primitive ou secondaire (myélome).
- Examen : Radio de thorax et grill costal.

Autres

- Ostéites, spondylarthrites… chondrodynies (douleurs à la pression du cartilage costal).
- Syndrome de Tietze : tuméfaction douloureuse chondrocostale ovoïde avec douleur à la pression ou spontanée. Secondaire à une arthrite locale.

Douleurs d'origine nerveuse

Signes cliniques

- Douleurs radiculaires déclenchées par la toux, et les mouvements cervicaux.
- Présence associée d'un syndrome radiculaire, de troubles sensitifs, moteurs, avec palpation des épineuses.

Causes fréquentes

- Hernies discales, compressions extra et intra durales néoplasiques,…
- Algies post-zostériennes : douleur thoracique à type de brûlure superficielle de topographie radiculaire, précédant l'éruption.

Douleurs d'origine fonctionnelle

- Diagnostic d'élimination, après bilan complet négatif.
- Le plus souvent, douleurs thoraciques atypiques chez un patient sans facteurs de risque cardiovasculaire, dans un contexte d'anxiété…

Conduite à tenir IDE

Douleur thoracique (dans tous les cas)

Prise de constantes Compétence 1

Fréquence cardiaque (FC), fréquence respiratoire (FR), pression artérielle (PA) aux deux bras, saturation en oxygène (SAO_2) en air ambiant

Recherche de signes de gravité Compétence 1

- Évaluer la tolérance de la douleur : urgence thérapeutique? Compétence 1
- Tolérance hémodynamique : choc, hypo-TA, tachycardie, marbrures, troubles de la conscience, etc.
- Tolérance respiratoire : détresse; polypnée, désaturation, signes de lutte, etc.

En cas de mauvaise tolérance Compétence 4

- Appel du médecin pour prise en charge diagnostique et thérapeutique urgente, transfert en réanimation.
- Pose d'une voie d'abord veineuse en urgence.
- Débuter l'O_2 thérapie.
- Débuter les manœuvres de réanimation si besoin.
- Débuter le bilan (biologie standard, demande de RP, réalisation d'un ECG 18 dérivations postérieures et ventriculaires droites).

Patient en soins intensifs (cause de douleur mettant en jeu le pronostic vital)

- Accueil du patient Compétence 1

Recueil des observations participant à la bonne connaissance de la santé du patient (interrogatoire ciblé, prise des constantes hémodynamiques et respiratoires).

- Installation du patient Compétences 3 et 4
  - Décubitus au lit, repos strict selon prescription médicale.
  - Mise en route du monitoring cardiaque (scope ECG, PA, SAO_2, FC, FR).
  - Mise en place d'un dispositif de recueil des urines si besoin.
  - Mise en place d'une voie d'abord périphérique.

▶

Conduite à tenir IDE

- Si besoin d'une voie centrale (par exemple pour passer des inotropes positifs) : préparer le matériel.
- Réalisation d'un ECG 18 dérivations : à l'arrivée, et systématiquement en cas d'événement hémodynamique : douleur, dyspnée, palpitation, etc.

- Évaluation de l'intensité de la douleur (échelle EVA) Compétence 4
- Réalisation du bilan
  - Selon prescription médicale écrite.
  - Bilan biologique : voir question. Demande de RP, d'ETT.
- Mise en route du traitement médicamenteux Compétence 4

Il dépend de l'origine de la douleur.

- Traitements intraveineux (antalgiques, anticoagulants, vasodilatateurs, etc.) : s'assurer de la bonne fonctionnalité de la voie d'abord, de la tolérance et de l'efficacité du traitement.
- Traitement *per os* : s'assurer de la bonne prise, de la tolérance et de l'efficacité du traitement

- En cas de prescriptions d'examens complémentaires spécifiques :
  - Explication des examens au patient.
  - Remise de formulaires de consentement éclairés après explication médicale pour certains examens invasifs.
  - Préparation psychologique aux examens invasifs.
  - Voir questions spécifiques pour plus de précisions.

Conduite à tenir IDE

Douleur thoracique (patient en salle)

Idem que page 132.

En général, pas de monitoring cardio-tensionnel.

Pronostic vital à priori non en jeu.

Pas toujours de nécessité de voie d'abord.

Évaluer l'observance, la tolérance et l'efficacité du traitement Compétence 5

19. Dyspnée aiguë

Définition et physiologie

Sensation de difficulté respiratoire avec manque d'air. Étiologies nombreuses.

Étiologies

Elles dépendent du temps de la dyspnée lors du cycle respiratoire (expiration, inspiration) et de la présence ou non d'anomalies à l'examen pulmonaire :

Dyspnée inspiratoire

Causes habituellement hautes (ORL) : dyspnées laryngées : corps étranger, épiglottites, etc.

Dyspnées expiratoires

- Plusieurs possibilités en fonctions de présence d'anomalies à l'examen clinique.
- Présence de râles sibilants, bronchospasmes : asthme, décompensation de bronchite chronique post tabagique, etc. (*voir* guide de pneumologie).
- Présence de râles crépitants unilatéraux : plutôt pneumopathie. Bilatéraux : plutôt insuffisance cardiaque gauche (*voir* question) ou pneumopathie bilatérale, etc. (*voir* pneumologie).
- Silence auscultatoire unilatéral : épanchement pleural ? Si matité : pleurésie, si tympanisme : pneumothorax, etc. (*voir* pneumologie).

Absence d'anomalie à l'examen pulmonaire

Embolie pulmonaire possible (*voir* question).
Causes non cardiaques ni pulmonaires : insuffisance rénale aiguë, anémie, etc.

Conduite à tenir IDE

Accueil du patient Compétence 1

Recueil des observations participant à la bonne connaissance de la santé du patient (interrogatoire ciblé sur les signes fonctionnels, recherche d'allergies, de FDRCV, etc.)

Prise de constantes Compétences 1 et 4

Fréquence cardiaque (FC), fréquence respiratoire (FR), pression artérielle (PA) aux deux bras, saturation en oxygène (SAO_2) en air ambiant.

Recherche de signes de gravité Compétence 1

Choc ? Détresse respiratoire aiguë ?

En cas d'absence de signe de gravité Compétence 4

- Installation du patient :
  - Position demi assise, ou décubitus au lit selon étiologie, repos strict selon prescription médicale.
  - Mise en route du monitoring cardiaque (Scope ECG, PA, SAO2, FC, FR) si besoin.
  - Mise en place d'une voie d'abord périphérique si besoin.
  - Réalisation d'un ECG 18 dérivations : à l'arrivée, et systématiquement en cas d'événement.
- Réalisation du bilan :

Bilan biologique selon prescription, ECG, Radio pulmonaire, etc.

- Explication des examens complémentaires radiologiques selon orientation (scanner, etc.)
- Mise en route du traitement médicamenteux :
  - Traitements intraveineux ou *per os*.
  - S'assurer de la bonne prise, de la tolérance et de l'efficacité du traitement.

En cas de signe de gravité compétence 4

Appel du médecin en urgence. Organiser le transfert en réanimation.

En attendant :

Conduite à tenir IDE

- Installation du patient
  - Repos strict au lit. Rassurer le patient.
  - Mise en route du monitoring cardiaque (scope ECG, PA, SAO_2, FC, FR).
  - Mise en place d'une voie d'abord périphérique.
  - Rassurer le patient tant que possible.
  - Pose d'une (ou plusieurs) voie(s) d'abord veineuse(s) en urgence.
  - Mise en place d'un dispositif de recueil des urines : surveiller la diurèse.
  - Scope : ECG, pressions artérielle, FR, SAO_2, FC.
- Débuter le bilan (biologie standard, gaz du sang, demande de RP, ECG).
- Pas d'apports salés (sérum glucosé, 250 cc/jour), restriction hydrique.
- Traiter la défaillance respiratoire :
  - Débuter l'oxygène, débit à adapter à la saturation en O_2 : lunette, sonde, masque à haute concentration. Si insuffisant : utiliser le respirateur pour séances de ventilation non invasive ou ventilation mécanique avec le médecin.
  - Nécessité de ventilation non invasive : rassurer et expliquer les séances au patient
- Nécessité de ventilation mécanique sous anesthésie générale :
  - Préparation d'un dispositif d'aspiration.
  - Préparation des anesthésiques (benzodiazépine d'action rapide), curares.
  - Préparer sonde d'intubation, lubrification, vérification de l'étanchéité du ballonnet par insufflation de 5 à 10 cc d'air.
  - Vérification du laryngoscope.
  - Patient en décubitus dorsal, appareils dentaire éventuels retirés.
  - Réglage de l'appareil : médical (FIO_2, FR, Volume courant, PEEP).
  - Programmer radio pulmonaire au lit pour contrôler la sonde (urgent).

Conduite à tenir IDE

- Mise en route du traitement de la défaillance hémodynamique : selon cause
- Remplissage vasculaire par macro molécules (sauf choc cardiogénique), voire inotropes positifs

Évaluer l'observance, la tolérance et l'efficacité du traitement Compétence 5

20. Lipothymies, syncopes

Définition

- *Syncope* : perte de connaissance brève (< 1 min), totale, sans prodromes due à la baisse du débit sanguin cérébral (> 50 %).
- *Lipothymie* : perte de connaissance incomplète et brève.
- *Diagnostics différentiels* : crise comitiale (crise convulsive, précédée d'aura, avec phase tonique, clonique, puis résolutive), coma, vertiges, ...

Étiologies

Cardiaques

Syncopes d'effort

- *Obstacle a l'éjection du VG* : rétrécissement aortique serré, obstruction musculaire sous aortique (ex : cardiopathies hypertrophiques), etc.
- *Obstacle a l'éjection du VD* : cardiopathies congénitales (exemple : tétralogie de Fallot) ou hypertension artérielle pulmonaire (embolie pulmonaire, etc.).
- *Ischémie d'effort* : angor d'effort compliqué d'un trouble rythmique (exemple : tachycardie ventriculaire).

Syncopes de repos

- *Troubles du rythme cardiaque (tachycardies ventriculaires)* : *voir* palpitations.
- *Troubles de la conduction cardiaque* : sino-auriculaire, nodale ou auriculo-ventriculaire (exemple : BAV complet) : voir Question troubles de la conduction.

Syncopes positionnelles

Tumeurs intra cardiaque (myxome de l'oreillette : masse intra OG obstruant par intermittence la valve mitrale) ou thrombus de l'oreillette gauche.

Syncopes ischémiques

D'effort (*voir* avant) ou de repos (IDM compliqué de BAV par exemple).

Causes extra-cardiaques

Syncope vagale

- Sujet souvent jeune sans problème cardiaque
- Survient dans un contexte particulier : atmosphères confinées, émotions violentes, etc.
- Précédées de bâillements, sueurs, nausée, etc.dues à une hypertonie vagale le plus souvent (avec bradycardie et hypotension, voire pauses cardiaques).
- Traitement : allonger et lever les jambes pour augmenter le retour veineux.
- Parfois contre carrer le tonus vagal par atropine.
- Diagnostic : clinique, ± test d'inclinaison.

Hypotension orthostatique

- Chute d'au moins 30 mmHg de la pression artérielle lors du passage de la position couchée à la position assise puis debout, mesurée à 1,3 et 5 minutes (par défaut d'adaptation aux variations de pressions lors des changements de position).
- Causes les plus fréquentes : prise de médicaments hypotenseurs, hypovolémie, etc.

Causes neurologiques

Accident vasculaire cérébral transitoire, épilepsies, etc.

Causes métaboliques

Hypoglycémie, intoxications au monoxyde de carbone (CO), éthylique…

Causes psychiatriques

Hystérie.

Conduite à tenir IDE

En dehors du malaise

- Accueil du patient **Compétence 1**

Recueil des observations participant à la bonne connaissance de la santé du patient (interrogatoire ciblé, recherche d'allergies, etc.).

- Prise de constantes **Compétences 1 et 4**

▶

Conduite à tenir IDE

Fréquence cardiaque (FC : s'aider de l'auscultation en cas d'arythmie cardiaque), fréquence respiratoire (FR), pression artérielle (PA) aux deux bras, saturation en oxygène (SAO_2) en air ambiant.

- Evaluer la tolérance hémodynamique et respiratoire. Compétences 1 et 4
- Réalisation du bilan biologique selon prescription, ECG.
- Explication des examens complémentaires radiologiques.
- Prise de médicaments : évaluer la tolérance, l'efficacité et la bonne prise des médicaments.

Conduite à tenir IDE

Pendant un malaise Compétences 1 et 4

- Appel du médecin en urgence.
- Toujours allonger le patient, essayer d'éviter les traumatismes physiques.
- Mise en place la plus rapide possible d'un ECG (scope, dérivations périphériques, etc.).
- Prise des constantes vitales.
- Selon la cause :
  - *Trouble du rythme cardiaque syncopal* : préparer avec le médecin la réduction urgente (choc électrique, etc.). Apport du défibrillateur, mise en route, pose de patchs de protection cutané).
  - *Trouble de la conduction syncopal* : arrêt des bradycardisants, préparation selon prescription d'Atropine (sous cutané) ou isoprénaline (*Isuprel*) IV.
  - Parfois, nécessité de sulfate de magnésium ou de sonde d'entraînement électro systolique (préparation cutané : rasage et bétadinage, préparation du matériel).
  - *Dans tous les cas* : débuter la réanimation cardiorespiratoire.

Conduite à tenir IDE

En cas de nécessité de pose de Pace Maker : surveillance post PM

- *Locale* : mobilité du membre supérieur, sensibilité, couleur, chaleur, etc.
- *Cicatrice* : propreté (infection ?), saignement, hématome de loge, etc.
- *Pansement compressif* : lors des premières heures ou premiers jours : signes d'ischémie du membre ?, etc.
- *Générale* : constantes vitales, température, etc.
- *Radiologique* : prescription de radio pulmonaire au lit pour vérifier le positionnement des sondes et l'absence de complication (pneumothorax, etc.).
- *ECG* : vérification du fonctionnement de la pile (test à l'aimant : inhibe la fonction d'écoute du PM qui doit donc entraîner).
- Évaluer l'observance, la tolérance et l'efficacité du traitement. Compétence 5

21. Palpitations

Définition

Perception anormale du rythme cardiaque qui paraît rapide et parfois irrégulier.
Souvent dues à un trouble du rythme (arythmie) cardiaque.

Troubles du rythme auriculaires

- Tachycardie sinusales.
- Extrasystoles auriculaires (ESA).
- Fibrillation atriale (FA).

Tous ces troubles rythmiques peuvent eux-mêmes être dus à des causes multiples (cardiopathie, hypokaliémie, infection, hyperthyroïdie, etc.).

Troubles du rythme jonctionnel

Tachycardie de Bouveret.

Troubles du rythme ventriculaire

- Extrasystoles ventriculaires (ESV).
- Tachycardie ventriculaire (TV).
- Torsade de pointe.

Tous ces troubles rythmiques peuvent même être dus à des causes multiples (cardiopathie, hypokaliémie, infection, hyperthyroïdie, etc.).

4

PARTIE

Examens complémentaires

22. Électrocardiogramme

Indications

Reflet de l'activité électrique cardiaque. Indiqué en bilan de : douleur thoracique, dyspnée, palpitation, syncope, suivi des patients diabétiques, anomalie de la kaliémie ou de la calcémie, suivi des patients sous traitements anti-arythmiques, bilan préopératoire, etc.

Réalisation

Patient en décubitus dorsal.

Position des électrodes : dérivations standards

Membres

- Bras droit : électrode rouge, jambe droite : électrode noire.
- Bras gauche : électrode jaune, jambe gauche : électrode verte.

Dérivations précordiales

- V1 : 4e espace intercostal droit, le long du bord droit du sternum.
- V2 : 4e espace intercostal gauche, le long du bord gauche du sternum.
- V4 : 5e espace intercostal gauche, ligne médio-claviculaire, le plus souvent sous-mamellonaire gauche.
- V3 : entre V2 et V4.
- V5 : 5e espace intercostal gauche, en dehors de V4.
- V6 : 5e espace intercostal gauche, en dehors de V5, presque au creux axillaire.

Position des électrodes : dérivations non standards

En cas d'infarctus inférieur, il faut systématiquement éliminer une extension au ventricule droit et à la paroi postérieure.

Dérivations droites

Analyse de la repolarisation du ventricule droit.
V3R : symétrique de V3 à droite.
V4R : symétrique de V4 à droite.

Dérivations postérieures

V7 V8 V9 en partant du 5e espace intercostal gauche puis en remontant vers la pointe de l'omoplate gauche.

Bases d'interprétation

Un ECG normal comporte une onde P (dépolarisation des oreillettes), puis un espace PR (conduction auriculo-ventriculaire), puis un complexe QRS (dépolarisation des ventricules), puis une onde T et un segment ST (repolarisation ventriculaire).

Rythme

Normal

Sinusal et régulier : toute onde P est suivie d'un complexe QRS.

Anomalies

- Tachycardie sinusale : rythme sinusal avec fréquence cardiaque > 90/min.
- Bradycardie sinusale : rythme sinusal avec fréquence cardiaque < 50/min.
- Arythmies cardiaques : *voir* palpitations.

Onde P : dépolarisation auriculaire

Normale

Positive en D2. Amplitude < 2,5 mm, durée : 0,12 s.

Anomalies

Hypertrophie auriculaire droite (exemple : embolies pulmonaires) ou gauche (dilatation de l'oreillette, exemple : rétrécissement mitral).

Espace PR : conduction auriculo-ventriculaire (AV)

Normal

Entre 0,12 et 0,20 seconde.

Anomalies

- BAV1 (blocs AV du 1er degré) : allongement de l'espace PR à plus de 0,20 seconde.
- Sous-décalage du PR : péricardites.
- Raccourcissement du PR : syndrome de Wolff Parkinson White.

Complexes QRS : dépolarisation ventriculaire

Normal

Durée : 0,08 seconde.

Anomalies :

- Élargis en cas de blocs de branche droit ou gauche. Bloc incomplet si QRS entre 0,08 et 0,12 seconde; bloc complet si QRS > 0,12 seconde.
- Hypertrophies ventriculaires gauche (exemple : insuffisance mitrale, HTA, etc.) ou droite.

Onde Q

Normale

Durée : < 0,04 secondes. Amplitude < 3 à 4 mm.

Anomalies

Nécrose myocardique ancienne : onde Q profonde et large.

Segment ST : repolarisation ventriculaire

Normal

Iso-électrique (longe la ligne de base).

Anomalies

- Sous-décalage : ischémie myocardique, hypertrophie ventriculaire gauche, etc.
- Sus-décalage : infarctus du myocarde, spasme coronaire (convexe), péricardite (concave).

Ondes T

- Positives, pointues et symétriques : ischémie myocardique, hyperkaliémie, etc.
- Négatives, pointues et symétriques : ischémie myocardique, hypokaliémie, etc.

Espace QT

Anomalies

Allongement : hypokaliémie, traitements anti-arythmiques, etc.

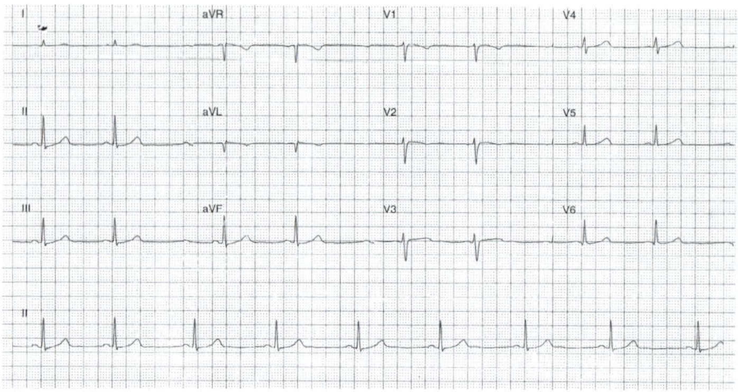

Figure 22.1. ECG normal.

Anomalies ECG

Troubles du rythme cardiaque

Voir question palpitations.

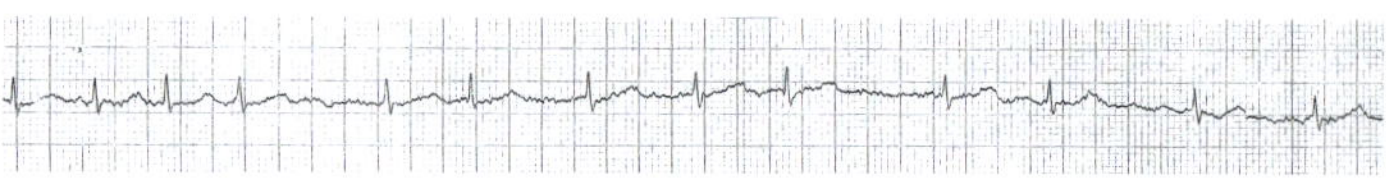

Figure 22.2. Fibrillation atriale.

Troubles de la conduction cardiaque

Voir question syncopes.

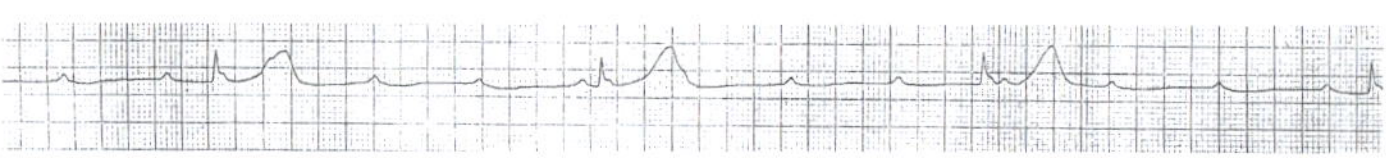

Figure 22.3. BAV complet.

Cardiopathies ischémiques, valvulaires, péricardiques

Voir questions.

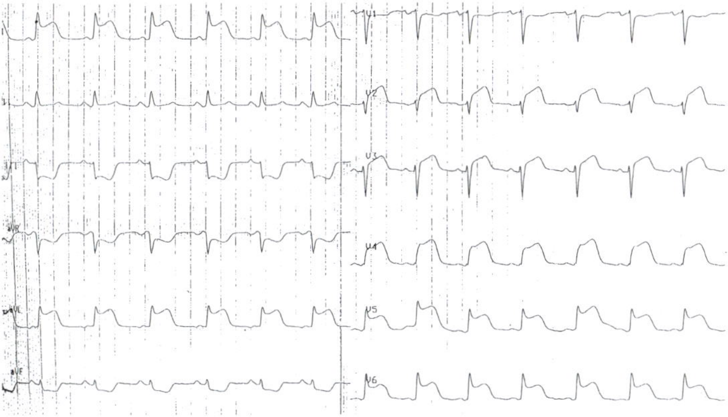

Figure 22.4. IDM antérieur étendu.

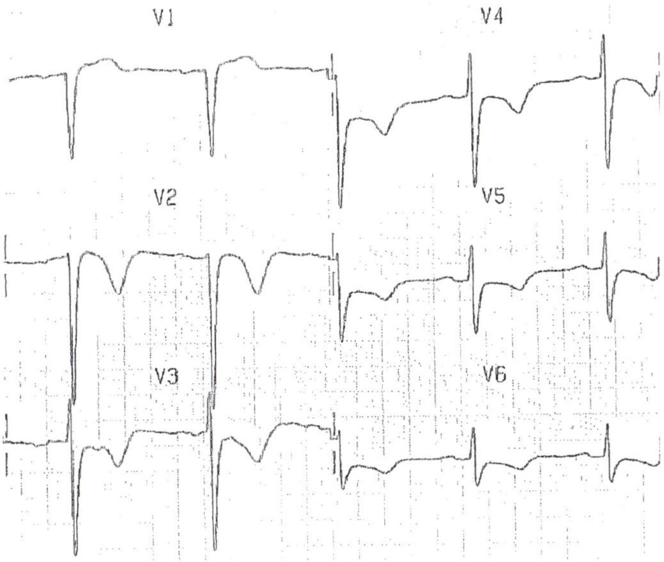

Figure 22.5. Lésion sous endocardique antérieure.

23. Échographie cardiaque trans-œsophagienne : ETO

Indications

- Permet l'étude du cœur (valves et cavités) en cas d'insuffisance de l'échographie trans-thoracique (permet de mieux analyser le mécanisme des valvulopathies).
- Recherche d'arguments pour une endocardite infectieuse ou un abcès.
- Recherche d'un thrombus intra-cardiaque (éventuellement avant un choc électrique externe) dans les cavités peu analysables en ETT (oreillette et auricule gauche, etc.).
- Recherche d'une communication inter auriculaire ou d'un anévrisme du septum inter auriculaire.
- Exploration des premiers segments de l'aorte, etc.
- Systématique dans le bilan des AVC (ou AIT) ischémique, couplée à la réalisation d'une épreuve de contraste par injection de micro bulles par voie veineuse : le passage des bulles des cavités cardiaques droites aux gauches par le septum inter auriculaire traduit la présence d'un foramen ovale perméable.

Contre-indications

Antécédents de radiothérapie médiastinale, de chirurgie œsophagienne, de diverticules œsophagiens, etc.

Feuille de consentement éclairé

Oui : expliquant au patient le déroulement de l'examen, ses indications, la durée (15 à 30 minutes), ses principaux risques ainsi que le bénéfice attendu.

Déroulement de l'examen

- Semi obscurité, anesthésie locale du fond de gorge avec xylocaïne spray après retrait des prothèses dentaires, patient en décubitus latéral gauche.
- Dans certains cas : sous anesthésie générale.
- Sonde d'ETO stérilisée et lubrifiée (gel).
- Introduite par la bouche au travers d'un cale dent à usage unique, jusque dans l'œsophage en arrière des cavités cardiaques.

Préparation du patient (IDE et AS)

- Remise de feuille de consentement éclairé, signature du patient.
- Patient à jeun 6 heures avant et 3 à 4 heures après l'examen.
- Recherche d'arguments pour une maladie de Creutzfeldt-Jakob.
- Parfois, nécessité d'une perfusion.
- Pendant l'examen : rassurer le patient, participer à la préparation.

Principaux risques

Palpitations, irritation de la gorge, malaises, vomissements, inhalation d'aliment ou de liquide gastrique, ulcération voire perforation oesophagienne (rare : 0,03 %), atteinte à l'intégrité dentaire, etc.

Surveillance post-examen par l'IDE

Le patient doit rester à jeun 3 heures après l'examen, la ré-introduction de l'alimentation se fera en absence de risque de fausses routes.

24. Échographie cardiaque trans-thoracique : ETT

Indications

Très larges : tout symptôme cardiologique doit être exploré par une ETT : douleur thoracique, dyspnée, palpitation, syncope, etc.

Il s'agit de l'examen de base pour le suivi des patients porteurs de cardiopathie (ischémique, valvulaire, porteurs de prothèses, etc.) ou à risque de cardiopathie (insuffisants rénaux, transplantés rénaux, antécédents de chimiothérapie cardiotoxique, etc.).

Il permet d'étudier :

- les dimensions des cavités cardiaques (taille de l'aorte et de l'oreillette gauche, épaisseur des parois cardiaques, diamètre et surfaces des ventricules et oreillettes) ;
- les valves cardiaques : aspect, fuite ou sténose (quantification, mécanisme, étiologie, retentissement), etc. ;
- la cinétique segmentaire et globale des ventricules (avec calcul de la fraction d'éjection du ventricule gauche (FEVG) ;
- la mesure des pressions de remplissage du ventricule gauche (doppler trans-mitral, etc.) ;
- la mesure des pressions droites (calcul de la pression artérielle pulmonaire) ;
- l'analyse de l'état de volémie (taille et compliance de la veine cave inférieure, etc.) ;
- l'analyse de l'intégrité du péricarde (épanchement, etc.).

Contre-indications

Aucune.

Feuille de consentement éclairé

Non.

Déroulement de l'examen

- Patient en décubitus latéral gauche, puis dorsal, dans une semi obscurité.
- Durée de 15 minutes à une demi-heure.
- Examen non invasif : sonde d'échographe déplacée sur le thorax selon les diverses zones d'intérêt.

Préparation du patient (IDE et AS)

Aucune, jeun non nécessaire.

Principaux risques

Aucun.

Surveillance post-examen par l'IDE

Aucune.

25. Test d'effort-Dépistage de cardiopathie ischémique

Indications

- But : accélérer la fréquence cardiaque par l'effort pour augmenter les besoins en oxygène du cœur et éventuellement démasquer des sténoses coronaires, etc.
- Bilan des douleurs thoraciques en dehors de l'infarctus du myocarde aigu et des angors instables.
- Recherche de cardiopathie ischémique chez les patients asymptomatiques mais ayant des facteurs de risque cardiovasculaire (surtout le diabète).
- Réadaptation cardiaque à l'effort.
- Évaluation de la performance cardiaque, etc.

Contre-indications

- Infarctus du myocarde récent, angor de repos.
- HTA déséquilibrée.
- Troubles du rythme ou de la conduction cardiaques graves.
- Impossibilité de réaliser un effort (artérite, douleurs articulaires, etc.).
- Obstacles à l'éjection cardiaque (rétrécissement aortique serré, etc.).
- Anomalies ECG qui pourraient gêner l'interprétation du test.

Feuille de consentement éclairé

Oui, expliquant au patient les risques principaux de l'examen avec leur fréquence, le déroulement de l'examen, ainsi que les bénéfices attendus.

Déroulement de l'examen

- Examen en milieu spécialisé, en présence d'un médecin, d'une IDE, et de matériel de réanimation.
- Patient installé pour l'effort (torse nu, scope ECG et brassard tensionnel en place), non à jeun, en chaussures de sport si possible.
- L'effort peut être : course à pied sur tapis roulant, vélo.
- Réalisation d'un effort d'abord minime, puis de plus en plus intense par paliers successifs réguliers.
- But : accélérer la fréquence cardiaque jusqu'à la fréquence cardiaque maximale théorique (FMT : 220-âge du patient).

– Critère d'arrêt de l'effort : survenue d'une douleur thoracique, d'une anomalie ECG évoquant une ischémie coronaire ou un trouble du rythme ventriculaire, absence d'élévation tensionnelle satisfaisante, atteinte de la FMT asymptomatique.
– Surveillance en permanence : symptômes, FC et ECG.
– Toutes le 3 minutes : pression artérielle.

Préparation du patient (IDE et AS)

– Remise de feuille de consentement à récupérer après signature.
– Mise en place des électrodes pour ECG.
– Explication de l'examen au patient.
– Prise de pression artérielle régulière.

Principaux risques

– Bénignes et rares : troubles du rythme ou de la conduction cardiaque, malaises, chutes.
– Graves et rares : infarctus du myocarde, décès.

Surveillance post-examen par l'IDE

– Si test négatif : aucune après la fin de l'examen.
– Si test positif : vérifier la disparition de la douleur ou anomalie ECG.

Traiter la douleur avec le médecin : spray de trinitrine.

NB : Cet examen n'a pas de valeur localisatrice (quelle est l'artère coronaire responsable de l'ischémie ?)

Un test d'effort peut donc être couplé à une scintigraphie myocardique : un traceur, le Thallium (qui se fixe sur les cellules cardiaques non ischémiques et non sur les cellules ischémiques) est injecté par voie veineuse au pic de l'effort.

Des clichés scintigraphiques du cœur sont réalisés à l'injection puis 4 heures après pour voir si le traceur est fixé normalement ou non.

Une faible fixation à l'effort réversible au repos traduit une ischémie myocardique réversible et donc la présence d'une sténose artérielle coronaire à traiter.

Si le test est sous maximal (FMT non atteinte), injection (sauf asthme) de *Persantine* : provoque un vol coronaire : augmente l'ischémie des zones malades.

– En cas d'impossibilité de réaliser un effort, on peut toujours accélérer la fréquence cardiaque par injection d'un inotrope positif lors d'une échographie cardiaque trans-thoracique (ETT dobutamine), ou injecter un vasodilatateur artériel coronaire (*Persantine*) lors de la scintigraphie.
– Parfois, pour les patients en plus non échogènes, IRM à la dobutamine.

26. Coronarographie

Indications

Elle permet la visualisation des artères coronaires, à visée diagnostique et/ou thérapeutique (dilatation et stent d'une sténose ou occlusion).

En urgence :

- Phase aiguë d'infarctus du myocarde (syndrome coronaire aigu avec sus décalage de ST), à visée diagnostique et thérapeutique.
- Angor instable (syndrome coronaire aigu sans sus-décalage de ST) réfractaire au traitement médical

En semi urgence :

- Angor instable (syndrome coronaire aigu sans sus-décalage de ST) après stabilisation par traitement médical.

Sans urgence :

- Bilan pré-opératoire des valvulopathies chez les patients de plus de 40 ans ou ayant des facteurs de risque cardiovasculaires.
- Angor stable avec ischémie documentée par un test non invasif (test d'effort, etc.).

Contre-indications théoriques et temporaires

Allergie à l'iode, insuffisance rénale : en absence de préparation adéquate.

Antécédents d'embolies de cholestérol, sepsis en cours, troubles de l'hémostase non contrôlés, etc.

Feuille de consentement éclairé

Oui, expliquant au patient les risques principaux de l'examen avec leur fréquence, le déroulement de l'examen, ainsi que les bénéfices attendus.

Déroulement de l'examen

- Patient en décubitus dorsal, à jeun, en salle de cathétérisme cardiaque, dans des conditions strictes d'asepsie.
- Anesthésie locale sous cutané au niveau du point de ponction artériel (xylocaïne).
- Artères le plus souvent utilisées : radiales et fémorales.
- Ponction de l'artère, mise en place d'un désilet par lequel les guides et sondes seront introduits.

– Opacification des artères coronaires par un produit de contraste iodé en absence de contre indication.
– Si besoin : angioplastie coronaire : dilatation d'une sténose ou occlusion artérielle par ballonnet avec mise en place d'une endo-prothèse (stent).

Préparation du patient (IDE et AS)

– Remise de feuille de consentement éclairé et du carnet de la société française de cardiologie expliquant l'examen.
– Rassurer le patient.
– Recherche d'éventuelles contre-indications.
– Préparation locale : rasage et désinfection cutané (bétadine) des sites de ponction prévus.

Principaux risques

– Allergies à l'iode : urticaire, œdème de Quincke, choc anaphylactique.
– Complications au point de ponction : ecchymose, hématome, fistule artérioveineuse, faux anévrisme, saignement externe, infection, etc.
– Complications cardiaques et vasculaires : douleurs thoraciques lors de l'examen ou au décours, palpitations, décès (0,8 cas pour 1000 examens), accidents vasculaires cérébraux (0,6 pour 1000 examens), infarctus du myocarde (0,3 pour 1000 examens), dissection coronaire, etc.

Surveillance post-examen par l'IDE

Le patient doit rester à jeun environ une heure après l'examen.
– Surveillance initiale en salle de réveil.
– Surveillance générale : constantes (fréquence cardiaque et respiratoire, pressions artérielle, recherche de symptôme (douleur thoracique, palpitation, malaise, dyspnée).
– Surveillance locale : point de ponction : saignement, gonflement local (hématome), présence des pouls en aval du point de ponction, douleur locale ou d'aval, etc.
– Compression : l'artère ponctionnée est ensuite comprimée par le médecin. Un pansement compressif est ensuit mis en place avec l'IDE : surveiller l'absence de douleur ou d'ischémie, etc.

27. Cathétérisme cardiaque, artériographies et ventriculographies

Indications

- Cathétérisme cardiaque : mesure des pressions et débits cardiaques dans le cadre de bilans de certaines valvulopathies (sténose aortique, etc.) ou maladies congénitales (communications inter auriculaire, etc.), bilan pré-greffe cardiaque.
- Artériographie : visualisation du réseau artériel par opacification (injection d'iode).
- Ventriculographie : calcul de la fraction d'éjection ventriculaire gauche par angiographie du VG.

Contre-indications temporaires ou théoriques

Allergie à l'iode, insuffisance rénale : en absence de préparation adéquate, infection en cours, antécédents de maladie des emboles de cholestérol.

Feuille de consentement éclairé

Oui, expliquant au patient les risques principaux de l'examen avec leur fréquence, le déroulement de l'examen, ainsi que les bénéfices attendus.

Déroulement de l'examen

- Patient en décubitus dorsal, à jeun, en salle de cathétérisme cardiaque, dans des conditions strictes d'asepsie.
- Anesthésie locale sous cutané au niveau du point de ponction artériel (xylocaïne).
- Artères le plus souvent utilisées : radiales et fémorales.
- Ponction de l'artère, mise en place d'un désilet par lequel les guides et sondes seront introduits.
- Opacification des artères ou du VG par un produit de contraste iodé en absence de contre-indication.
- Cathétérisme : les sondes en place permettent de mesurer les pressions intra-cardiaques et éventuellement après tests pharmacologiques (bilan pré-greffe cardiaque, etc.).

Préparation du patient (IDE et AS)

- Remise de feuille de consentement éclairé et du carnet de la société française de cardiologie expliquant l'examen.
- Rassurer le patient.
- Recherche d'éventuelles contre-indications.
- Préparation locale : rasage et désinfection cutané (bétadine) des sites de ponction prévus.

Principaux risques

- Allergies à l'iode : urticaire, œdème de Quincke, choc anaphylactique.
- Complications au point de ponction : ecchymose, hématome, fistule artérioveineuse, faux anévrisme, saignement externe, infection, etc.
- Complications cardiaques et vasculaires : douleurs thoraciques lors de l'examen ou au décours, palpitations, décès (0,8 cas pour 1 000 examens), accidents vasculaires cérébraux (0,6 pour 1 000 examens), infarctus du myocarde (0,3 pour 1000 examens), dissection coronaire, etc.

Surveillance post-examen par l'IDE

La patiente doit rester à jeun environ une heure après l'examen.

- Surveillance initiale en salle de réveil.
- Surveillance générale : constantes (fréquence cardiaque et respiratoire, pressions artérielle, recherche de symptôme (douleur thoracique, palpitation, malaise, dyspnée).
- Surveillance locale : point de ponction : saignement, gonflement local (hématome), présence des pouls en aval du point de ponction, douleur locale ou d'aval, etc.
- Compression : l'artère ponctionnée est ensuite comprimée par le médecin. Un pansement compressif est ensuit mis en place avec l'IDE : surveiller l'absence de douleur ou d'ischémie distale (pouls).

28. Choc électrique externe

Indications

- En urgence : réduction des arythmies cardiaques mal tolérées
- Sans urgence : réduction des arythmies bien tolérées

Contre indications

Présence d'un caillot (thrombus) intra cardiaque, anticoagulation non efficace, hypokaliémie, traitement par digitalique non suspendu, pas de consultation d'anesthésie, etc.

Feuille de consentement éclairé

Oui, expliquant au patient les risques principaux de l'examen avec leur fréquence, le déroulement de l'examen, ainsi que les bénéfices attendus.

Déroulement de l'examen

- Consultation d'anesthésie obligatoire au moins 48 heures avant.
- Patient à jeun, perfusé; en décubitus dorsal.
- Bilan de moins de 24 heures avec kaliémie et hémostase.
- Patient en décubitus dorsal, 2 patchs de protection cutané en place (sternal et apical ou dorsal).
- Anesthésie générale, puis choc électrique par défibrillateur externe bi phasique en général (énergie délivré : 200 à 300 Joules) après éventuelle ETO pour éliminer formellement un thrombus.

Préparation du patient (IDE et AS)

- Remise de feuille de consentement, à récupérer après signature.
- Expliquer l'examen.
- Préparation cutané : mise en place des patch de protection.

Principaux risques

- Bénins : brûlures cutanés, bradycardie transitoire.
- Graves et rares : accident ischémique artériel, arrêt cardiaque, décès, etc.
- Inefficacité du choc : peut être répété plusieurs fois si nécessaire.

Surveillance post-examen par l'IDE

- Initialement en salle de réveil : fréquence cardiaque, scope ECG, pression artérielle, réveil, conscience, etc.
- Secondaire : ECG quelques heures après pour vérifier l'efficacité du choc.

29. Dilatation mitrale per cutanée

Indications

Traitement des sténoses mitrales serrées accessibles à une dilatation en absence de contre-indication, après échographie cardiaque trans-thoracique et trans-œsophagienne.

Contre-indications

- À la dilatation mitrale : fuite mitrale importante, appareil sous valvulaire mitral (cordage et piliers) altéré, thrombus intra cardiaque, maladie aortique associée…
- Au cathétérisme : état septique non contrôle, troubles de l'hémostase

Feuille de consentement éclairé

Oui, expliquant au patient les risques principaux de l'examen avec leur fréquence, le déroulement de l'examen, ainsi que les bénéfices attendus.

Déroulement de l'examen

- Patient en décubitus dorsal, à jeun, en salle de cathétérisme cardiaque, dans des conditions strictes d'asepsie.
- Anesthésie locale sous cutané au niveau du point de ponction veineux fémoral (xylocaïne).
- Ponction de la veine, mise en place d'un désilet par lequel les guides et sondes seront introduits.
- Sonde montée jusque dans les cavités cardiaques (oreillette droite), puis passées par perforation du septum inter auriculaire dans l'oreillette gauche, puis au travers de la valve mitrale. Dilatation de la valve mitrale par ballon.

Préparation du patient (IDE et AS)

- Remise de feuille de consentement éclairé et du carnet de la société française de cardiologie expliquant l'examen. Rassurer le patient.
- Recherche d'éventuelles contre-indications.
- Préparation locale : rasage et désinfection cutané (bétadine) des sites de ponction prévus.

Principaux risques

- Complications au point de ponction : ecchymose, hématome, fistule artérioveineuse, faux anévrisme, saignement externe, infection, etc.
- Complications cardiaques et vasculaires : douleurs thoraciques, palpitations, décès (0,8 cas pour 1000 examens), accidents vasculaires cérébraux (0,6 pour 1000 examens), insuffisance mitrale iatrogène par déchirure de la valve nécessitant une réparation chirurgicale urgente

Surveillance post-examen par l'IDE

Le patient doit rester à jeun environ une heure après l'examen.

- Surveillance initiale en salle de réveil, puis en salle.
- Surveillance générale : constantes (fréquence cardiaque et respiratoire, pressions artérielle, saturation en oxygène) recherche de symptôme (douleur thoracique, palpitation, malaise, dyspnée), etc.
- Surveillance locale : point de ponction : saignement, gonflement local (hématome), présence des pouls en aval du point de ponction, douleur locale ou d'aval, etc.
- Compression : le vaisseau ponctionné est ensuite comprimé par le médecin.
- Un pansement compressif est ensuit mis en place avec l'IDE : surveiller l'absence de douleur ou d'ischémie, etc.

30. Doppler vasculaire

Indications

- Analyse des trajets artériels ou veineux.
- Doppler artériel : bilan d'artérite, de patients porteurs de facteurs de risque cardiovasculaires, d'anévrismes, etc.
- Doppler veineux : bilan d'insuffisance veineuse et varices, suspicion de thrombose.

Contre-indications

Aucune.

Feuille de consentement éclairé

Non.

Déroulement de l'examen

- Patient en décubitus, dans une semi obscurité.
- Durée de 15 minutes à une demi-heure.
- Examen non invasif : sonde d'échographe déplacée sur les trajets artériels ou veineux.

Préparation du patient (IDE et AS)

Aucune, jeun non nécessaire.

Principaux risques

Aucun.

Surveillance post-examen par l'IDE

Aucune.

31. Exploration électrophysiologique

Indications

Enregistrement de l'activité électrique intra-cardiaque dans le cadre du bilan de malaises et syncopes avec suspicion de troubles de conduction de haut degré.

Contre-indications

Syndrome septique non contrôlé, troubles majeurs de l'hémostase.

Feuille de consentement éclairé

Oui, expliquant au patient les risques principaux de l'examen avec leur fréquence, le déroulement de l'examen, ainsi que les bénéfices attendus.

Déroulement de l'examen

- Patient en décubitus dorsal, à jeun.
- Anesthésie locale au point de ponction veineux (habituellement fémoral).
- Puis mise en place d'un désilet par lequel des sondes vont être passées pour enregistrer l'activé électrique du cœur et réaliser des tests de stimulation.

Préparation du patient (IDE et AS)

- Remise de feuille de consentement à récupérer après signature.
- Rasage et asepsie des suites de ponction prévus (bétadine).

Principaux risques

- Locales : hématome au point de ponction, fistule artérioveineuse, etc.
- Générales : accidents vasculaires, perforation cardiaque, tamponnade, thrombose veineuse, troubles de conductions de haut degré iatrogènes, etc.

Surveillance post-examen par l'IDE

Initialement en salle de réveil, puis en salle.
- Générale : fréquence cardiaque et respiratoire, scope ECG, pression artérielle.
- Locale : point de ponction : propreté, saignement, suppuration, etc.

32. Implantation d'un Pace Maker ou défibrillateur

Indications

- Pace Maker : traitement de certaines bradycardies (blocs auriculo-ventriculaires complets, dysfonction sinusale sévère, etc.).
- Défibrillateur implantable : prévention primaire ou secondaire des morts subites par arythmies ventriculaires dans le cadre de certaines cardiopathies (dilatées, hypertrophiques, post infarctus, dysplasie ventriculaire droite arythmogène, syndrome de Brugada, etc.).
- Le PM est un boîtier alimenté par une pile relié à des sondes pouvant stimuler en permanence si besoin les cavités cardiaques.
- Le défibrillateur est un boîtier un peu plus gros contenant des circuits électriques alimentés par pile pouvant en cas de trouble du rythme ventriculaire grave proposer un traitement par choc électrique interne.

Contre-indications

État septique non contrôlé, thrombus intra cardiaque (ventriculaire) pour le défibrillateur.

Feuille de consentement éclairé

Oui, expliquant au patient les risques principaux de l'examen avec leur fréquence, le déroulement de l'examen, ainsi que les bénéfices attendus.

Déroulement de l'examen

- Patient à jeun, consultation d'anesthésie au moins 48 heures avant.
- Bilan infectieux et d'hémostase récent, antibio-prophylaxie par céphalosporine.
- Patient en décubitus dorsal.
- Anesthésie locale au site d'implantation (habituellement aire sous-clavière).
- Mise en place des sondes de stimulation (auriculaire droite et ventriculaire droite pour les PM, ventriculaire droite vissée pour défibrillateur) par voie veineuse.

- Mise en place du boîtier en sous cutané et fermeture cutané.
- Pour les défibrillateurs : induction sous anesthésie générale d'un trouble rythmique ventriculaire pour tester l'efficacité de défibrillation.

Préparation du patient (IDE et AS)

- Remise de feuille de consentement éclairé, à récupérer après signature.
- Explication de l'examen, rassurer le patient.
- Préparation cutané au site de ponction veineuse et d'implantation.

Principaux risques

- Risque propre à l'anesthésie (allergie, etc.).
- Risques dus à l'implantation : hématome, infection, saignement externe, thrombose et embolie, pneumothorax, épanchement péricardique, …
- A distance de l'opération : usure de pile, déplacement du matériel, etc.

Surveillance post-examen par l'IDE

Initiale en salle de réveil, puis en salle.
- Générale : constantes : fréquence cardiaque et respiratoire, pression artérielle, saturation en oxygène, conscience, scope ECG.
- Locale : saignement, propreté, hématome, douleur, rougeur, chaleur, mobilité du membre, etc.

Surveillance et confection du pansement compressif.
Organiser la radio pulmonaire et échographie cardiaque post-implantation.

33. Stimulation œsophagienne

Indications

- Réduction et exploration de certaines arythmies auriculaires : flutter, tachycardie atriale.
- Examiner les propriétés de conduction de certaines voies accessoires cardiaques (syndrome de Wolff-Parkinson-White).
- Faire le diagnostic étiologique de certaines arythmies.

Contre-indications

Défaut d'anticoagulation pour les réductions d'arythmies, caillots intra cardiaques, etc.

Feuille de consentement éclairé

Oui, expliquant au patient les risques principaux de l'examen avec leur fréquence, le déroulement de l'examen, ainsi que les bénéfices attendus.

Déroulement de l'examen

- Patient à jeun en décubitus.
- Une petite sonde est introduite sous anesthésie locale par les cavités nasales jusque dans l'œsophage en arrière des oreillettes cardiaques.
- L'extrémité de la sonde possède des électrodes pour enregistrer l'activité cardiaque et donner des impulsions électriques (stimulation) visant à réduire l'arythmie enregistrée.

Préparation du patient (IDE et AS)

A jeun, remise de feuille de consentement à récupérer après signature.

Principaux risques

Échec de réduction, irritations nasales, pharyngées ou digestives, etc.

Surveillance post-examen par l'IDE

- Initiale en salle de réveil : pouls, scope ECG, pressions artérielle, etc.
- Tester la déglutition avant reprise de l'alimentation (risque de fausses routes)

34. Ablation par radio fréquence

Indications

- Suppression de certaines tachycardies par courant de radio fréquence (ultra sons, parfois cryo ablation).
- Utilisable dans le cadre des flutters auriculaires, certaines fibrillations atriales, tachycardie jonctionnelles, tachycardies ventriculaires réfractaires, etc.

Contre-indications

Etat septique ou trouble de l'hémostase non contrôlés.

Feuille de consentement éclairé

Oui, expliquant au patient les risques principaux de l'examen avec leur fréquence, le déroulement de l'examen, ainsi que les bénéfices attendus.

Déroulement de l'examen

- Patient en décubitus dorsal, à jeun.
- Anesthésie locale au point de ponction veineux (habituellement fémoral).
- Puis mise en place d'un désilet par lequel des sondes vont être passées pour enregistrer l'activé électrique du cœur et réaliser des tests de stimulation.
- On repère la zone intra cardiaque responsable du trouble du rythme, puis cette zone est détruite par les ultra sons.

Préparation du patient (IDE et AS)

- Remise de feuille de consentement à récupérer après signature.
- Rasage et asepsie des suites de ponction prévus (bétadine).

Principaux risques

- Locales : hématome au point de ponction, fistule artérioveineuse, etc.
- Générales : accidents vasculaires, perforation cardiaque, tamponnade, thrombose veineuse, troubles de conductions de haut degré iatrogènes, etc.

Surveillance post-examen par l'IDE

- Initialement en salle de réveil, puis en salle
- Générale : fréquence cardiaque et respiratoire, scope ECG, pression artérielle.
- Locale : point de ponction : propreté, saignement, suppuration.

35. IRM cardiaque

Indications

- Bilan morphologique cardiaque précis et non opérateur dépendant : visualisation parfaite de toutes les structures cardiaques.
- Bilan étiologique des cardiopathies dilatées à coronaires saines.
- Bilan systématique des myocardites.
- Bilan des cardiopathies arythmogènes.
- Avec dobutamine : dépistage de cardiopathie ischémique chez patients non échogènes et ne pouvant pas réaliser de test d'effort.

Contre-indications

- Claustrophobie.
- Présence de valve mécanique cardiaque d'ancienne génération.
- Les prothèses actuelles ne posent pas de problème, mais à discuter systématiquement avec l'IRMiste.
- Pace Maker ou défibrillateur implantable.
- Présence de matériel métallique intra-oculaire.

Feuille de consentement éclairé

Oui.

Déroulement de l'examen

Décubitus dorsal, examen sans puis avec injection de Gadolimium.

Préparation du patient (IDE et AS)

Pose de voie veineuse périphérique, explication du déroulement de l'examen.

Principaux risques

Attaque de panique, claustrophobie, attention aux matériaux métalliques intra-corporels.

Surveillance post-examen par l'IDE

Non.

36. Scanner cardiaque et coronaire

Indications

- Visualisation de toutes les structures cardiaques non opérateur dépendante.
- Recherche d'abcès ou de thrombus intra-cardiaque.
- Mesure de la fraction d'éjection ventriculaire gauche.
- Bilan des cardiopathies arythmogènes.
- Exploration des coronaires sans ponction artérielle dans certains cas (excellente valeur prédictive négative chez les patients sans score calcique élevé).
- Test d'ischémie douteux ou négatif avec symptômes par ailleurs : bonne alternative à la coronarographie diagnostique.

Contre-indications

Théorique : allergie à l'iode, insuffisance rénale, tachycardie.

Feuille de consentement éclairé

Oui.

Déroulement de l'examen

Scanner classique, avec injection de bradycardisant et d'iode pour exploration cardiaque et coronaire.

Préparation du patient (IDE et AS)

Voie veineuse périphérique.

Principaux risques

Allergie à l'iode, surcharge hydro sodée.

Surveillance post-examen par l'IDE

Créatinine, diurèse, allergie : seulement si terrain à risque.

PARTIE 5

Médicaments

37. Anti-agrégants plaquettaires

Mécanisme d'action

Diminuent l'activation et l'agrégation des plaquettes (anti-thrombotique) au niveau artériel.

Principales molécules (DCI)

- Acétyl salicylate de lysine (*Kardégic, Aspegic*).
- Clopidogrel (*Plavix*).
- Prasugrel (*Efient*).

Indications

- Traitement de l'athérosclérose : aspirine et clopidogrel (prévention de la thrombose artérielle) quelle que soit sa localisation : coronaire (angor stable ou instable, infarctus), artères des membres inférieurs, carotides, etc.
- Prévention secondaire après infarctus du myocarde, accident vasculaire cérébral ischémique, ischémie de membre, etc.
- Traitement de l'infarctus du myocarde en phase aiguë : 500 mg d'*Aspegic* en IV + dose de charge *per os* de clopidogrel (300–600 mg) ou de *Prasugrel* (60 mg).
- Traitement des SCA ST : dose de charge de clopidogrel ou *Prasugrel* + aspirine 250 mg *per os*.
- Après angioplastie coronaire : aspirine et clopidogrel ou *Prasugrel*.
- La durée de l'association de l'aspirine avec le *Prasugrel* ou le clopidogrel dépend de la présence ou non d'un stent et de sa nature classique (nu) ou actif (coaté : recouvert d'une substance chimiothérapeutique visant à diminuer le risque de re-sténose intra-stent).

Posologie

- *Kardegic* : sachets de 75, 160, 300 mg.
- *Aspégic* : sachets de 100, 250, 500 et 1000 mg, ampoules de 500 mg.

- *Plavix* : dose de charge de 300–600 mg, puis cp de 75 mg.
- *Efient* : dose de charge en urgence de 60 mg, puis 10 mg par jour.

Effets secondaires

- *Aspégic* et *Kardégic* : bourdonnements d'oreille, céphalées, hémorragies digestives, etc.
- Allongement du temps de saignements (manifestations hémorragiques : gingivorragies, purpuras, etc.), rares allergies
- *Plavix* : Idem, avec également perturbations du bilan hépatique, thrombopénies et neutropénies.
- *Prasugrel*.

Contre-indications

- Allergie documentée, ulcère gastrique évolutif, situation à haut risque hémorragique, etc.
- *Prasugrel* : antécédent d'AVC ou AIT, insuffisance hépatique sévère, âge >75 ans.

Surveillance biologique

- Numération formule sanguine pour dépister une thrombopénie ou neutropénie, bilan hépatique (Plavix).

38. Anti-agrégants plaquettaires intra-veineux : anti GP2B3A

Mécanisme d'action

Blocage de l'agrégation des plaquettes (limitent le risque d'obstruction artérielle) en inhibant le récepteur 2b3a de la surface des plaquettes. Antiagrégant très puissants, exclusivement en intraveineux et en soins intensifs de cardiologie.

Principales molécules (DCI)

- Tirofiban(*Agrastat*).
- Eptifibatide (*Integrilin*).
- Abciximab (*Réopro*).

Indications

Réopro, Agrastat et *Integrilin* : prévention de l'infarctus du myocarde chez les patients présentant un syndrome coronaire aigu sans sus décalage du ST (angor instable) avec : dernière douleur datant de moins de 24 h, modifications à l'ECG, élévation de la troponine.

Surtout en cas de diabète, et ce en association avec l'aspirine (et/ou *Plavix*) et l'héparine.

Le but est de faciliter un bon résultat de dilatation coronaire.

Réopro : Infarctus du myocarde en phase aiguë.

Posologie

Pour les 3 : *bolus* intraveineux direct ou en 30 minutes adapté au poids.

Puis perfusion de 12 heures (*Réopro*), ou pouvant aller jusqu'à 108 heures (*Agrastat*) avec dose adaptée au poids.

Effets secondaires

Saignements, thrombopénie, allergies, etc.

Contre-indications

Allergie documentée, ulcère gastrique évolutif, situation à haut risque hémorragique, …

Surveillance biologique

Dosage des plaquettes à H8, H24, H48.

39. Anti-vitamines K

Mécanisme d'action

Inhibent la synthèse hépatique de facteurs de coagulation vitamine K dépendants. Efficaces en 4–5 jours (nécessité d'un relais avec anticoagulants efficaces tout de suite : héparine).

Principales molécules (DCI)

fluindione (*Previscan*), acénocoumarol (*Sintrom*), warfarine (*Coumadine*).

Indications

Prévention des thromboses en cas de cardiopathies emboligènes (fibrillation auriculaire…) ou de prothèses valvulaires cardiaques mécaniques.

Traitement des thromboses (phlébite, embolie pulmonaire, etc.).

Posologie

Adaptée à l'indication (exemple : valve mécanique aortique, nécessité d'INR entre 2,5 et 3).

Surveillance biologique

Dosage de l'INR (*International Normalized Ratio*).

Effets secondaires

Hémorragies, allergies.

Contre-indications

Insuffisance hépatique sévère, haut risque hémorragique, 1er et 3e trimestre de grossesse, épanchements péricardiques, dissection aortique…

40. Héparine

Héparine non-fractionnée (HNF)

Mécanisme d'action

Inhibition de la formation de thrombine.

Formes utilisables

Intra-veineuse (héparine sodique) ou sous cutanée (héparine calcique).

Indications

Curative : traitements des thromboses artérielles ou veineuses, porteurs de prothèse mécaniques en attendant l'efficacité des AVK.

Posologies et surveillance

- Héparine IV : 500 UI/Kg/24 h. But : héparinémie entre 0,3 et 0,6 UI/mL.
- 1er contrôle 4 à 6 heures après le début, puis 4 heures après chaque changement de dose, et de toutes façons tous les jours.
- Héparine sous cutané : 25 000 UI/24 h en 2 ou 3 fois, à adapter pour héparinémie entre 0,3 et 0,6 UI/mL. 1ère héparinémie 4 heures après la deuxième injection, puis tous les jours.
- En cas de modification de dose, répéter la surveillance 4 heures après la seconde injection.
- Dans les deux cas, surveillance bi-hebdomadaire des plaquettes (risque de thrombopénie).

Héparines de bas poids moléculaires (HBPM)

Mécanisme d'action

Voir HNF = inhibent la formation de thrombine en ayant une action anti-Xa et anti IIa.

Principales molécules (DCI)

Enoxaparine (*Lovenox*), tinzaparine (*Innohep*), nadroparine (*Fraxiparine*) : en 2 sous cutanées par jour, sauf l'*Innohep* (une injection).

Indications

• Traitement préventif des thromboses artérielles ou veineuses.

• Traitement curatif de la maladie thromboembolique.

• De plus en plus employées en lieu et place de l'héparine non fractionnée dans toutes ses indications, mais n'en ont pas encore toutes les AMM... (AC/FA,...)

Posologies et surveillance

• En préventif : Une seule injection. Exemple : *Lovenox* 0,2 (faible risque) ou 0,4 (haut risque) ml/24 heures en une injection. Pas de surveillance biologique.

• En curatif, exemples : *Lovenox* : 100 UI antiXa/Kg/12 h; *Innohep* : 175 UI/antiXa/Kg/24 h. En cas de poids supérieur à 100 kg, préférer l'héparine IV.

Contre-indications

Insuffisance rénale sévère, Accident hémorragique, sujets âgés...

Effets secondaires

Hémorragies, thrombopénies (bénignes ou allergiques), nécroses cutanés au point d'injection, etc.

Surveillance biologique

• Surveillance bi-hebdomadaire des plaquettes.

• Dosage de l'activité anti Xa 4 heures après la deuxième injection (but : activité entre 0,5 et 1 UI antiXa par ml). *Idem* après modification de dose.

Danaparoïde sodique

Danaparoïde sodique (*Orgaran*) : ampoules 0,6 mL; 750UI antiXa.1 mL; 1250 UI antiXa.

Indication

Utilisé en cas d'allergie ou en cas de thrombopénie immuno-allergique à l'héparine. Ses indications, contre-indications, effets secondaires et interactions sont les mêmes que celles des héparines.

Fondaparinux sodique

Arixtra : anti thrombotique avec activité anti-Xa.

Indications

- Prévention des thromboses veineuses profondes en situations à risque (chirurgie orthopédique, abdominale ...).
- Traitement curatif des thromboses veineuses et embolies pulmonaires en cas de formes non compliquées, et d'absence de contre indications (insuffisance rénale sévère, haut risque hémorragiques, etc.).
- Traitement des syndromes coronaires aigus avec ou sans sus décalage de ST.

Contre-indications

Clairance de la créatinine <30 mL/mn, sujets âgés, haut risque hémorragique (lié au poids, à une insuffisance hépatique, etc.).

Posologies

- En préventif : une sous cutané par jour 2 mg/0,5 mL.
- En curatif : dose à adapter au poids en une injection par jour : 7,5 mg/0,6 mL : patients entre 50 et 100 kg; 5 mg/0,4 mL si < 50 kg, 10 mg/0,8 mL > 100 kg.

Surveillance biologique

Pas de risque de thrombopénie. Recherche d'anémie sous traitement anticoagulant.

Effets secondaires

Saignements, allergies ...

Nouveaux anti-thrombotiques

- Rivaroxaban (*Xarelto*) : 1 cp à 10 mg par jour en prévention des thromboses veineuses en péri opératoire de chirurgie de hanche ou de genou.
- Dabigatran (*Pradaxa*) : anticoagulant *per os* sans surveillance biologique semblant aussi efficace et moins dangereux que les AVK dans les arythmies auriculaires en attente de mise sur le marché.

41. Thrombolytiques

Mécanisme d'action

Lyse protéique. En *bolus*, puis en perfusion courte.

Principales molécules (DCI)

Alteplase (*Actilyse*).

Indications

Infarctus du myocarde en phase aiguë, embolie pulmonaire massive, ischémie aiguë des membres, thrombose de prothèse cardiaque.

Posologies et surveillance biologique

Actilyse (la plus employée).

Dans l'infarctus du myocarde : 15 mg en *bolus* puis 0,75 mg/kg en 30 min (sans dépasser 50 mg) puis 0,5 mg/kg en 1 heure sans dépasser 100 mg.

Associer à une héparinothérapie et aux anti-agrégants plaquettaires.

Effets secondaires

Saignements mineurs ou majeurs internes ou externes, hématomes aux points de ponction ou de perfusion...

Contre-indications

Hémorragies en cours, malformations vasculaires cérébrales ou antécédents d'AVC., Anomalies de l'hémostase, insuffisance hépatique, traumatisme sévère ou chirurgie récente (notamment rachidienne ou intra crânienne), ulcère digestif ; ...

Surveillance

- Clinique : tolérance et efficacité du produit.
- Biologique : pas de surveillance particulière, sauf points d'appels hémorragiques.

42. Bêtabloquants

Mécanisme d'action

Blocage des récepteurs *bêta* des cellules musculaires : effet anti-arythmique, effet chronotrope négatif (diminution de la fréquence cardiaque), inotrope négatif (diminution de la contractilité cardiaque), anti-hypertenseur…

Principales molécules (DCI)

- Non cardiosélectifs (HTA, troubles rythmiques, coronaropathies, hors insuffisance cardiaque) : aténolol (*Ténormine*), acebutolol (*Sectral*), etc…
- Cardiosélectifs (utilisés dans l'insuffisance cardique) : carvedilol (*Kredex*), bisoprolol (*Détensiel, Cardensiel*)…
- Nouveaux bêtabloquants avec effet libérateur de NO : nebivolol (*Temerit, Nebilox*).

Indications

- Hypertension artérielle (en 1re intention).
- Syndromes coronaires aigus quels qu'ils soient (angor d'effort, infarctus…) en baissant la fréquence cardiaque et en diminuant la consommation en oxygène du cœur.
- Insuffisance cardiaque chroniques : cardiosélectifs, (à faibles doses), en diminuant la tachycardie et régulant le nombre de récepteurs bêta adrénergiques sur les cellules cardiaques.

Posologie

- Hypertension artérielle: tous peuvent être utilisés, à la dose nécessaire pour contrôler la pression artérielle (*Ténormine* de 25 à 100 mg par jour *per os*, *Temerit* ou *Nebilox* 2,5-5 mg par jour ……).
- Syndromes coronaires aigus, cardiopathies ischémiques: tous peuvent être donnés, à la dose nécessaire pour une fréquence cardiaque proche de 50/mn (Exemple : *Sectral* 200 : ½ matin et soir).

- Insuffisance cardiaque : seuls le bisoprolol (*Détensiel*, *Cardensiel*) et le carvédilol (*Kredex*) peuvent être prescrits, à dose initialement faible, puis progressive jusqu'à la dose maximale tolérée (Ex : *Détensiel* de 2,5 à 10 mg/jour *per os*).
- Anti-arythmiques : Exemple : sotalol (*Sotalex* : 80 mg/jour).

Effets secondaires

Asthénie, bradycardie excessive, impuissance, spasme bronchique, insuffisance cardiaque…

Contre-indications

Asthme, bronchite chronique obstructive, bradycardies, spasme coronaire, phénomènes de Raynaud (vasoconstriction des artères périphériques).

Surveillance biologique

Aucune. ECG pour vérifier la fréquence cardiaque.

43. Alpha-bloquants

Mécanisme d'action

Vasodilatation artérielle et levée des résistances périphériques vasculaires.

Exemple

- Prazosine (*Alpress*).
- Urapidil (*Eupressyl*).

Indications

- Traitement de l'hypertension artérielle.
- Traitement intraveineux des urgences hypertensives (*Eupressyl*).

Posologie

- *Alpress* : 2.5 mg à 5 mg/jour (1 à 2 cp).
- *Eupressyl* : 30 à 60 mg, 1 à 2 fois par jour *per os* (HTA).

Effets indésirables

Hypotension orthostatique, vertiges, œdèmes des membres inférieurs…

Contre-indications

Allergie au produit.

Surveillance biologique

Aucune.

44. Inhibiteurs de l'enzyme de conversion (IEC)

Mécanisme d'action

- Ils sont multiples.
- Ils participent au blocage du système rénine-angiotensine-aldostérone.
- Ils empêchent la conversion d'angiotensine 1 (AT1) en AT2 qui provoque une vasoconstriction (HTA) : rôle vasodilatateur; ils diminuent la synthèse d'aldostérone (vasoconstriction, inducteur de fibrose cardiaque et vasculaire…) : rôle antihypertenseur et limitant de fibrose.
- Ils limitent la dilatation cardiaque en post-infarctus.
- Ils diminuent la survenue d'accidents cardiovasculaires (infarctus, …) chez les patients coronariens connus.
- Ils améliorent l'éjection cardiaque (et donc la fraction d'éjection du ventricule gauche).
- Ils diminuent la perte urinaire de protéines.

Principales molécules (DCI)

Ramipril (*Triatec*), périndopril (*Coversyl*), trandolapril (*Odrik*), lisinopril (*Zestril*), …

Indications

- Traitement de l'HTA.
- Traitement de l'insuffisance cardiaque.
- Traitement du post-infarctus.
- Traitement de fond de la maladie coronaire.
- Traitement de la protéinurie chez le diabétique de type 1.
- Etc.…

Posologie

Varie selon les molécules et l'indication.

- *HTA* : la dose peut être augmentée jusqu'à pleine dose jusqu'à normalisation des chiffres de pression artérielle (exemple : *Coversyl* allant de 2 à 8 mg/ jour *per os*).
- *Insuffisance cardiaque* : le but est d'atteindre la dose maximale tolérée (exemple : *Zestril* allant de 2,5 à 20 mg/ jour *per os*).
- *Post- infarctus* : dose maximale tolérée (Exemple : *Odrik* allant de 2 à 4 mg/ jour *per os*).

Effets secondaires

- Cliniques : hypotension orthostatique, allergies (au pire : œdème de Quincke), toux sèche...
- Biologiques : insuffisance rénale, hyperkaliémie, ...

Contre-indications

Allergie connue, grossesse et allaitement, sténose bilatérale des artères rénales.

Surveillance biologique

Dosage de la fonction rénale (créatinine) et de la kaliémie car peuvent provoquer des insuffisances rénales.

45. Antagonistes des récepteurs de l'angiotensine 2

Mécanisme d'action

Blocage des récepteurs à l'angiotensine 2, ils empêchent son action (vasoconstriction, activateur de fibrose ...). Ils sont donc vasodilatateurs et participent à l'inhibition du système rénine-angiotensine-aldostérone.

Principales molécules (DCI)

Losartan (*Cozaar*), candesartan (*Kenzen, Atacand*), valsartan (*Tareg, Nisis*), olmesartan (*Olmetec, Alteis*), irbesartan (*Aprovel*), telmisartan (*Micardis*).

Indications

- HTA.
- Insuffisance cardiaque et post infarctus pour certains (soit en seconde intention en cas d'intolérance aux IEC, soit en place des IEC d'emblée, et rarement en association aux IEC.
- Protéinurie chez le diabétique de type 2.
- Attention : Tous n'ont pas l'AMM en post infarctus et dans l'insuffisance cardiaque.

Posologie

- Varie selon les molécules.
- HTA : la dose peut être augmentée jusqu'à pleine dose jusqu'à normalisation des chiffres de pression artérielle (Exemple : *Cozaar* allant de 50 à 100 mg/jour *per os*).
- Insuffisance cardiaque : le but est d'atteindre la dose maximale tolérée.

Effets indésirables

Hypotension orthostatique, insuffisance rénale.

Contre-indications

Allergie, grossesse et allaitement, insuffisance rénale sévère…

Surveillance biologique

Fonction rénale (urée et créatine) et kaliémie.

46. Inhibiteurs calciques

Mécanisme d'action

Il en existe 2 familles : bradycardisants ou non (dihydropyridines).

Ils dilatent les artères en diminuant l'entrée de calcium dans les cellules musculaires lisses.

Principales molécules (DCI)

- Non bradycardisants : amlodipine (*Amlor*), nicardipine (*Loxen*), lercanidipine (*Lercan, Zanidip*)…
- Bradycardisants : vérapamil (*Isoptine*), diltiazem (*Tildiem*).

Indications

Hypertension artérielle, syndromes coronaires, cardiopathies ischémiques, anti arythmiques.

Posologie

- Hypertension artérielle : tous, à dose suffisante pour contrôles la pressions artérielle (exemple : *Loxen* 50 à libération prolongée de 1 à 3 par jour *per os*).
- Poussée hypertensive : *Loxen* IV : dose à adapter pour PAS <130 mmHg. Remarque : la seringue doit être a l'abri de la lumière.
- Syndromes coronaires, cardiopathies ischémiques : en seconde intention en cas de contre-indications aux bêtabloquants (asthme par exemple). Exemple : *Amlor* 5 mg/jour.
- Anti-arythmiques (ex : *Isoptine* 120 mg/jour).

Effets secondaires

Hypotension artérielle orthostatique, constipations, bradycardie excessive, flush et oedèmes des membres inférieurs…

Contre-indications

Bradycardies importantes et insuffisance cardiaque mal contrôlée (pour les bradycardisants), hypotension…

Surveillance biologique

Aucune, ECG pour surveiller la fréquence cardiaque.

47. Activateurs des canaux potassiques

Mécanisme d'action

Favorise l'ouverture des canaux potassiques des cellules musculaires lisses artérielles, provoquant une vasodilatation artérielle (coronaire en particulier).

Principales molécules (DCI)

Nicorandil (*Ikorel, Adancor*).

Indications

- Médicament anti-ischémique : traitement prophylactique de la crise d'angor.
- Peut être donné en monothérapie dans l'angor stable ; ou en bi-thérapie sinon.

Posologie

Ikorel : 10 mg 2 fois par jour, voire 20 mg 2 fois par jour si besoin.

Surveillance biologique

Aucune.

Effets indésirables

Rares ulcérations buccales ou aphtes. Hypotension artérielle, allergies…

Contre-indications

Hypotension artérielle sévère, allergies au produit.

48. Dérivés nitrés

Mécanisme d'action

Vasodilatateurs coronaires, artériels et veineux par relaxation du muscle lisse.

Exemple

- Spray : trinitrine spray (*Natispray*).
- *Per os* : dinitrate d'isosorbide (*Risordan*).
- Intraveineux : trinitrine (*Lénitral*).
- Patchs cutanés : trinitrine (*Nitriderm*).

Indications

Crise d'angine de poitrine (spray, voie IV), syndromes coronaires aigus, poussées d'hypertension artérielle sévère (spray, voie IV), cardiopathies ischémiques chroniques (patchs, *per os*).

Posologie

- Spray : trinitrine spray (*Natispray*) : 1 bouffée sublinguale si douleur.
- *Per os* : dinitrate d'isosorbide (*Risordan*) : 1 à 3 gélules par jour.
- Intraveineux : trinitrine (Lénitral) : dose suffisante pour calmer les douleurs ou baisser la pression artérielle (ex : 1 mg/h).
- Patchs cutanés : trinitrine (*Nitriderm*) : 1/jour, de 8 h à 20 h, de 5 à 15 mg.

Effets secondaires

Céphalées, bouffées de chaleur, hypotension orthostatique, etc.

Contre-indications

Hypertrophie cardiaque, hypotension artérielle, choc, sténose aortique sévère, etc.

Surveillance biologique

Aucune.

49. Diurétiques

Il en existe différentes classes selon leur site d'action et les molécules dont elles permettent l'excrétion au niveau rénal : inhibiteurs de l'anhydrase carbonique, diurétiques de l'anse, diurétiques thiazidiques et diurétiques hyperkaliémiants.

Inhibiteurs de l'anhydrase carbonique

Mécanisme d'action

Provoquent une diurèse alcaline (perte urinaire de bicarbonates) et une faible élimination d'eau et de sel (natriurèse faible).

Principales molécules (DCI)

Acétazolamide (*Diamox*).

Indications

Traitement du glaucome aigu pour diminuer la pression intraoculaire…

Posologie

Diamox : cp à 250 mg.

Effets secondaires

Troubles hydro-électrolytiques

- Hypovolémie (insuffisance rénale fonctionnelle par déshydratation).
- Hyponatrémie de déplétion.
- Hypokaliémie (avec les diurétiques non hyperkaliémiants).
- Hyperkaliémie (sous diurétiques hyperkaliémiants ou sur insuffisances rénale fonctionnelle).

Autres

- Troubles digestifs, asthénie, réactions cutanés, crampes (hypokaliémie…).

Contre-indications

Hypovolémie et déshydratation, désordres hydro électrolytiques non contrôlés (hyponatrémie, hypokaliémies…), insuffisance rénale sévère (clairance < 30 mL/mn).

Surveillance biologique

Dosage de la kaliémie, de la créatinine sanguine, de la natrémie, du bilan hépatique complet.

Surveillance du bilan lipidique et de la glycémie.

50. Diurétiques de l'anse

Mécanisme d'action

Permettent l'excrétion de sodium, de potassium, de chlore, de calcium par le rein au niveau de la branche ascendante de l'anse de Henlé. Effets brefs (< 3 heures) et rapides (< 1 heure).

Exemple

Furosémide (*Lasilix*), Bumétamide (*Burinex*).

Indications

HTA, oedèmes d'origine cardiaque, rénale, insuffisance cardiaque aiguë ou chronique…

Posologie

Burinex (bumétamide) : *per os* cp de 1 et 5 mg. Intraveineux : *idem*.

Lasilix (furosémide) : *per os* cp à 20, 40, 60 et 500 mg. Intraveineux : *idem*.

Effets secondaires

Troubles hydro-électrolytiques

- Hypovolémie (insuffisance rénale fonctionnelle par déshydratation).
- Hyponatrémie de déplétion.
- Hypokaliémie, hyperkaliémie (sur insuffisances rénale fonctionnelle).

Autres

- Troubles digestifs, asthénie, réactions cutanés, crampes (hypokaliémie…).
- Hyper-uricémie (crises de goutte).
- Intolérance aux hydrates de carbone : révélation ou déséquilibre d'un diabète.
- Dyslipidémie : élévation LDL cholestérol.

Contre-indications

Allergies aux sulfamides, encéphalopathies hépatiques, hypovolémie et déshydratation, désordres hydro électrolytiques non contrôlés (hyponatrémie, hypokaliémies…).

Surveillance biologique

- Dosage de la kaliémie, de la créatinine sanguine, de la natrémie, du bilan hépatique complet.
- Surveillance du bilan lipidique et de la glycémie.

51. Diurétiques thiazidiques

Mécanisme d'action

Inhibition de la réabsorption de sodium et l'excrétion du potassium.

Leurs délais d'action sont plus longs, et leurs effets sont plus prolongés.

Exemple

Hydrochlorothiazides (*Esidrex*) et leurs dérivés (Indapamide : *Fludex*).

Indications

Insuffisance cardiaque chronique modérée, HTA…

Posologie

- *Esidrex* (Hydrochlorothiazide) : cp à 25 mg.
- *Fludex* (Indapamide) : cp à 1,5 mg libération prolongée ou 2,5 mg.

Effets secondaires

Troubles hydro-électrolytiques

- Hypovolémie (insuffisance rénale fonctionnelle par déshydratation).
- Hyponatrémie de déplétion.
- Hypokaliémie, hyperkaliémie (sur insuffisances rénale fonctionnelle).

Autres

- Troubles digestifs, asthénie, réactions cutanés, crampes (hypokaliémie…).
- Hypercalcémie.
- Dyslipidémie : élévation LDL cholestérol.

Contre-indications

Hypovolémie et déshydratation, désordres hydro électrolytiques non contrôlés (hyponatrémie, hypokaliémies…) insuffisance rénale sévère (clairance <30 mL/mn).

Surveillance biologique

Dosage de la kaliémie, de la créatinine sanguine, de la natrémie, du bilan hépatique complet.

Surveillance du bilan lipidique et de la glycémie.

52. Diurétiques hyperkaliémiants

Mécanisme d'action

Au niveau du tube collecteur : empêchent l'excrétion du sodium et augmentent l'absorption de potassium. Peu natriurétiques et hyperkaliémiants (réabsorption de potassium).

Principales molécules (DCI)

Amiloride (*Modamide*), spironolactone (*Aldactone*), eplerénone (*Inspra*).

Indications

HTA, insuffisance cardiaque (spironolactone, eplerénone) et hépatique…

Posologie

- *Modamide* (amiloride) : cp à 5 mg.
- *Aldactone* (spironolactone) : cp à 12,5, 25, 50 et 75 mg.
- Intraveineux : soludactone : ampoules à 100 et 200 mg.
- *Inspra* : 25, 50 mg.

Effets secondaires

Troubles hydro-électrolytiques

- Hypovolémie (insuffisance rénale fonctionnelle par déshydratation).
- Hyponatrémie de déplétion.
- Hypokaliémie (avec les diurétiques non hyperkaliémiants).
- Hyperkaliémie.

Autres

- Troubles digestifs, asthénie, réactions cutanés, crampes (hypokaliémie…).

• Gynécomastie ou aménorrhée, impuissance sous spironolactone.

Contre-indications

Hypersensibilité au produit, insuffisance rénale sévère avec clairance de la créatinine <30 ml/mn, insuffisance hépatique terminale, hyperkaliémie...

Surveillance biologique

Dosage de la kaliémie, de la créatinine sanguine, de la natrémie, du bilan hépatique complet.

Surveillance du bilan lipidique et de la glycémie.

53. Anti-hypertenseurs centraux

Mécanisme d'action

Anti-hypertenseur central (inhibition du tonus sympathique).

Exemple

Methydopa (*Aldomet*).

Indications

Hypertension artérielle (grossesse surtout).

Posologie

Aldomet : 1 cp 2 ou 3 fois par jour.

Surveillance biologique

Aucune.

Effets indesirables

Effet sédatif, troubles psychiques, hypotension artérielle, anémies hémolytiques, hépatites.

Contre-indications

Dépression sévère, antécédent d'hépatite médicamenteuse, allergie, anémie hémolytique…

54. Anti-arythmiques

Il en existe plusieurs classes, ayant des mécanismes d'actions différents, définissant la classification de Vaughan Williams.

Classe 1a

Mécanisme d'action

Effet chronotrope négatif : ralentissent la fréquence cardiaque et stabilisent les membranes des cellules cardiaque (oreillettes et ventricules).

Principales molécules (DCI)

Hydroquinidine (*Serecor*).

Indications

Prévention des récidives de fibrillation auriculaire sur cœur sain.

Actuellement très peu employés.

Posologie

Serecor : 2 gélules/jour *per os*.

Effets indésirables

Allongement de l'espace QT, risque de troubles du rythme cardiaque

Contre-indications

Insuffisance cardiaque, bradycardies…

Surveillance biologique

Aucune, ECG pour vérifier lé fréquence cardiaque

Classe 1b

Mécanisme d'action

Stabilisation de la membrane des cellules ventriculaires cardiaques.

Principales molécules (DCI)

Lidocaïne (*Xylocard*).

Indications

Traitement et prévention des récidives de troubles rythmiques ventriculaires au cours des infarctus.

Posologie

Xylocard : 1 à 2 mg/kg en intraveineuse (IV) lente puis 2 g/jour IV.

Effets indésirables

Tremblements, bradycardie…

Contre-indications

Insuffisance cardiaque, bradycardies…

Surveillance biologique

Aucune, ECG pour vérifier la fréquence cardiaque.

Classe 1c

Mécanisme d'action

Stabilisation de la membrane des cellules ventriculaires cardiaques, diminuent la contractilité cardiaque.

Exemple

Flécainïde (*Flécaine*), propafénone (*Rythmol*).

Indications

Prévention des récidives de troubles rythmiques auriculaires sur cœur sain.

Posologie

- *Flécaïne* : 100 à 200 mg/jour *per os*.
- *Flécaïne* LP : 100–200 mg.
- *Rythmol* : 600 à 900 mg/jour *per os*.

Effets indésirables

Inuffisance cardiaque, bradycardie, troubles du rythme ventriculaire cardiaque…

Contre-indications

Cardiopathies ischémiques, bradycardies.

Surveillance biologique

Aucune, ECG pour vérifier la fréquence cardiaque et la largeur des QRS.

Classe 2

Ce sont les bêtabloquants sauf le sotalol.

Classe 3

Mécanisme d'action

Ils diminuent la contractilité et la fréquence cardiaque, actifs sur les oreillettes et les ventricules cardiaques, allongent le QT.

Principales molécules (DCI)

Amiodarone (*Cordarone*), sotalol (*Sotalex*).

Indications

Prévention et des récidives et traitements de troubles rythmiques auriculaires et ventriculaires.

Posologie

- *Cordarone* : 1/jour *per os*.
- *Sotalex* : 80 à 160 mg/jour en moyenne.

Effets indesirables

- Ceux des bêtabloquants pour le *Sotalex*.
- *Cordarone* : hyperthyroïdie, hypothyroïdie, neuropathies périphériques, pneumopathies interstitielles diffuses, hépatites, dépôts cornéens, dépôts cutanés, bradycardie,...

Contre-indications

- *Cordarone* : hyperthyroïdie, pneumopathie au produit, bradycardies.
- *Sotalex* : celles des bêtabloquants.

Surveillance biologique

Aucune, ECG pour vérifier la fréquence cardiaque et l'espace QT (surtout avec le sotalol).

Classe 4

Ce sont les inihibiteurs calciques bradycardisants.

55. Digitaliques

Mécanisme d'action

Augmentent de façon indirecte le taux de calcium dans les cellules musculaires cardiaques et ralentissement la fréquence cardiaque (effet inotrope positif et chronotrope négatif) en jouant sur les canaux sodiques et calciques

Peuvent être administrés en intraveineux ou *per os*.

Principales molécules (DCI)

- Forme intraveineuse : *Digoxine*.
- Formes orales : digoxine (*Digoxine nativelle*) ou hémigoxine et digitoxine (*Digitaline*) : élimination hépatique.

Indications

- Insuffisance cardiaque systolique (peu utilisé)
- Ralentissement des fibrillations atriales rapides

Posologie

- *Digoxine* : 1 à 2 ampoules par jour.
- Digoxine (*Digoxine nativelle*) : 1 à ½ par jour (hémigoxine) selon la créatinine : élimination rénale.
- Digitoxine (*Digitaline*) : 4 à 8 comprimés par semaine : élimination hépatique.

Surveillance biologique

Surveillance du taux sanguin de digoxine ou digitoxine par dosage de la digoxinémie (normale : 0,7 à 1,5 nmol/L) surtout en cas d'insuffisance rénale (digoxine) ou hépatique (digitoxine).

Effets indésirables

- Troubles du rythme ventriculaires.
- Allergies cutanés, troubles digestifs (vomissements,…).

- En cas de surdosage : troubles digestifs (anorexie, vomissements), dyschromatopsie jaune-vert (coloration en jaune de la vision), troubles du rythme ou de la conduction cardiaque.

Contre-indications

- Troubles de la conduction cardiaque non appareillés.
- Hyper excitabilité ventriculaire.
- Fibrillation atriale et syndrome de Wolf Parkinson White.
- Obstacle à l'éjection du ventricule gauche.
- Traitement par calcium.
- Insuffisance rénale : précautions avec la digoxine; insuffisance hépatique : précautions avec la digitoxine.

56. Anti-inflammatoires non stéroïdiens (AINS)

Principales molécules (DCI)

- Aspirine (*Aspegic, Kardegic*).
- AINS : indométacine (*Indocid*).

Indications

Traitement symptomatique des douleurs inflammatoires en poussées, péricardites aiguës…

Posologie

- Aspirine à dose anti-inflammatoire : dose de 1 gramme 3 x /jour.
- AINS : Exemple : Indométacine (*Indocid*) : dose de 50 à 150 mg/jour *per os*.

Effets secondaires

Douleurs abdominales, saignements digestifs, réactions cutanés, etc.

Contre-indications

Allergies, ulcère gastrique en évolution, insuffisance rénale ou hépatique sévère…

Surveillance biologique

Aucune.

57. Anti-inflammatoires stéroïdiens

Principales molécules (DCI)

Corticoïdes : Prednisone (*Cortancyl*).

Posologie

Corticoïdes : Prednisone (*Cortancyl*) : dose d'attaque (1 mg/kg/jour *per os*) puis d'entretien (régressive).

Indications

Traitement symptomatique des douleurs inflammatoires en poussées, péricardites aiguës…

Contre-indications

Infection importante évolutive, allergies…

Effets secondaires

Hypokaliémies, surcharge hydrosodée, troubles endocriniens…

58. Colchicine

Exemple

Colchimax.

Posologie

Colchimax : dose de 1 cp/jour.

Indications

- Traitement symptomatique des douleurs inflammatoires en poussées, péricardites aiguës…
- Formes résistantes aux AI.

Contre-indications

Insuffisance rénale et hépatique sévère.

Effets secondaires

Diarrhées, urticaires.

59. Protecteurs gastriques

Exemple

Oméprazole (*Mopral*).

Posologie

Oméprazole (*Mopral*) dose de 20 mg *per os*/jour.

Indications

Prophylaxie des troubles digestifs hémorragiques sous AINS.

Contre-indications

Allergies.

Effets secondaires

Rares : insuffisance rénale, confusions…

60. Statines

Mécanisme d'action

Diminuent la synthèse de cholestérol par le foie.

Exemple

Simvastatine (*Zocor*), atorvastatine (*Tahor*), rosuvastatine (*Crestor*) …

Indications

Hypercholestérolémie, prévention des accidents vasculaires chez les coronariens, même avec un bilan lipidique normal.

Posologie

- Dose à adapter à la réponse biologique (normalisation du cholestérol).
- *Zocor* : de 10 à 40 mg/jour, *Tahor* de 10 à 80 mg/jour; *Crestor* : 5–20 mg/jour par exemple.

Effets secondaires

Crampes musculaires, rhabdomyolyse, perturbations du bilan hépatique…

Contre-indications

Allergie, élévation des transaminases hépatiques et des CPK musculaires.

Surveillance biologique

Bilan hépatique, dosage des enzymes musculaires cardiaques, dosage du bilan lipidique.

61. Fibrates

Mécanisme d'action

Inhibition de la synthèse de cholestérol et des triglycérides.

Exemple

Fénofibrate (*Lipanthyl*).

Indications

Hyper cholestérolémie, hypertriglycéridémie.

Posologie

Lipanthyl de 67 à 200 mg/jour *per os*.

Effets indésirables

Crampes musculaires rhabdomyolyse, élévation des transaminases…

Contre-indications

Insuffisance hépatique, insuffisance rénale, association aux statines.

Surveillance biologique

Bilan lipidique. Enzymes musculaires cardiaques, bilan hépatique.

62. Ezétimibe

Mécanisme d'action

- Inhibition de l'absorption digestive du cholestérol.
- Seul ou en association avec une statine.

Principales molécules (DCI)

Ezetrol (seul) 10 mg par jour ou *Inegy* (associé avec Simvastatine).

Indications

Hypercholestérolémie seul ou en association avec une statine.

Effets indésirables

Crampes musculaires, élévation des transaminases, douleurs abdominales...

Contre-indications

Insuffisance hépatique, insuffisance rénale, hyper sensibilité à la substance...

Surveillance biologique

Bilan lipidique. Enzymes musculaires cardiaques, bilan hépatique.

63. Omega 3

Mécanisme d'action

- Effet anti arythmique avec diminution de la mortalité en post-infarctus.
- Effet hypocholestérolémiant (action sur les triglycérides).

Principales molécules (DCI)

Omacor.

Indications

Traitement adjuvant en prévention secondaire de l'infarctus du myocarde en association aux traitements de référence, à visée surtout anti-arythmique.

Posologie

1 capsule par jour.

Surveillance biologique

Non.

Effets indésirables

Rares troubles digestifs.

Contre-indications

Hypersensibilité à la substance active.

64. Adrénaline

Mécanisme d'action

• Action directe sur le système sympathique (activation), par stimulation des récepteurs alpha- et bêta-adrénergiques des cellules musculaires.

• Effets attendus : vasoconstriction périphériques (contraction du muscle lisse vasculaire), augmentation de la contractilité cardiaque (effet inotrope positif : augmentation du débit cardiaque), relaxation des muscles lisses bronchiques (bronchodilatation), augmentation de l'excitabilité ventriculaire et supra-ventriculaire (risque d'arythmie cardiaque : effet bathmotrope positif), accélération de la fréquence cardiaque (chronotrope positif).

Exemple

Adrénaline Renaudin.

Indications

• Traitement de l'arrêt cardiaque sur asystolie.

• Traitement des détresses cardiorespiratoires avec état de choc (hypotension artérielle résistante au remplissage vasculaire) : choc anaphylactique, hémorragique, traumatique, infectieux, cardiogénique.

Posologie

• En intraveineux direct (IVD), à la seringue électrique, en sous-cutané (rare), ou intra-trachéale.

• Dose adaptée à la réponse hémodynamique (augmentation de la pression artérielle).

• En cas d'arrêt cardiaque sur asystolie ou dissociation électromécanique : *bolus* de 1 à 5 mg IV direct.

• En cas de choc : doses pouvant aller de 0,01 μg/kg/min à 0,5 μg/kg/min.

Effets secondaires

- Angine de poitrine (accélèrent la fréquence cardiaque et donc la consommation en oxygène des coronaires).
- Tachycardie, troubles du rythme cardiaque…

Contre-indications

Insuffisance coronaire sévère, troubles du rythme ventriculaires.

Surveillance biologique

Aucune.

65. Dobutamine

Mécanisme d'action

Stimulation des récepteurs adrénergiques et dopaminergiques cardiaques (inotrope et chronotrope positif), baisse des résistances vasculaires périphériques (vasodilatation périphérique).

Exemple

Dobutrex.

Indications

Syndromes de bas débit cardiaque : choc cardiogénique, etc.

Posologie

- Dose adaptée au poids, exclusivement en intraveineux.
- De 2,5 à 15 µg/kg/mn.

Effets secondaires

Tachycardie, arythmie cardiaque, difficultés de sevrage…

Contre-indications

Obstacle mécanique au remplissage cardiaque, troubles rythmiques ventriculaires…

Surveillance biologique

Aucune.

66. Dopamine

Mécanisme d'action

- Activation du système sympathique (adrénergique et dopaminergique) cardiaque et vasculaire, dont l'effet dépend de la dose utilisée.
- À faibles doses (< 5 µg/kg/mn) effets dopaminergiques : effet peu inotrope positif ; augmentation du débit sanguin rénal.
- À doses moyennes (5 à 20 µg/kg/mn) effet dopaminergique et bêta-stimulation : élévation du débit cardiaque, diminution des résistances vasculaires périphériques (vasodilatation).
- À fortes doses >20 µg/kg/mn : effet alpha-stimulant : élévation du débit cardiaque, vasoconstriction périphérique.

Principales molécules (DCI)

Dopamine Pierre Fabre, Dopamine Renaudin…

Indications

Syndromes de bas débit, …

Posologie

Doses variant selon le poids et l'indication (*voir* mécanismes d'action).

Effets secondaires

Tachycardie, arythmie cardiaque, difficultés de sevrage…

Contre-indications

Obstacle mécanique au remplissage cardiaque, troubles rythmiques ventriculaires…

Surveillance biologique

Aucune.

67. Noradrénaline

Mécanisme d'action

Stimulation des récepteurs alpha-adrénergiques très importante, et bêta-adrénergiques faible.

Principales molécules (DCI)

Noradrénaline, Tartrate, Renaudin.

Indications

Traitement du choc, surtout avec vasodilatation artérielle (septique).

Posologie

De 2,5 à 15 μg/kg/min.

Effets secondaires

- Angine de poitrine (accélèrent la fréquence cardiaque et donc la consommation en oxygène des coronaires).
- Tachycardie, troubles du rythme cardiaque…

Contre-indications

Insuffisance coronaire sévère, troubles du rythme ventriculaires.

Remarque : toutes ces amines vaso-actives doivent être passées seules. Il faut par ailleurs éviter les flashs (risque de poussée hypertensive et de trouble du rythme ventriculaire cardiaque).

Surveillance biologique

Aucune.

68. Isoprénaline

Mécanisme d'action

Stimulation des récepteurs alpha -adrénergiques très importante, et bêta-adrénergiques faible.

Principales molécules (DCI)

Isoprénaline *(Isuprel)*.

Indications

Traitement des bradycardies excessives (bloc auriculo-ventriculaire complet…).

Posologie

5 ampoules dans 250 cc de G5 % avec débit à adapter pour fréquence cardiaque > 60/min.

Peut aussi se passer en IV à la seringue électrique.

NB : maintenir le pochon ou la seringue à l'abri de la lumière.

Surveillance biologique

Aucune.

Effets secondaires

- Angine de poitrine (accélèrent la fréquence cardiaque et donc la consommation en oxygène des coronaires).
- Tachycardie, troubles du rythme cardiaque…
- Insuffisance coronaire sévère, troubles du rythme ventriculaires.

Contre-indications

Insuffisance coronaire sévère, troubles du rythme ventriculaires.

Surveillance biologique

Aucune.

69. Autres anti-ischémiques

Ivabradine

Mécanisme d'action

Ralentisseur cardiaque avec effet anti ischémique par inhibition sélective et spécifique du courant If sinusal.

Principales molécules (DCI)

Procoralan.

Indications

- Angor stable chronique avec contre-indication aux bêtabloquants.
- Angor en association aux bêtabloquants si ils ne suffisent pas.

Posologie

10 à 15 mg par jour en 2 prises.

Surveillance biologique

Aucune.

Effets indésirables

Bradycardie sinusale, phosphènes, troubles de la conduction cardiaque.

Contre-indications

- Arythmie cardiaque auriculaire (FA).
- Bradycardie sinusale.

Trimetazidine

Mécanisme d'action

Diminution du métabolisme cardiaque.

Principales molécules (DCI)

Vastarel.

Indications

- Angor stable chronique avec contre-indication aux bêtabloquants.
- Angor en association aux bêtabloquants si ils ne suffisent pas.

Posologie

35 mg 2 fois par jour.

Surveillance biologique

Aucune.

Effets indésirables

Rares.

Contre-indications

Allergie, allaitement.

Ranolazine

Ce traitement est en attente d'AMM en France.

Mécanisme d'action

Inhibiteurs du courant sodique tardif cardiomyocytaire.

Principales molécules (DCI)

Ranexa.

Indications

Angor stable chronique avec intolérance ou contre indication aux bêtabloquants et autres anti-angoreux classiques.

Posologie

375 à 750 mg deux fois par jour.

Surveillance biologique

Aucune.

Effets indésirables

Anorexie, anxiété, vertiges, troubles digestifs, …

Contre-indications

Hypersensibilité au produit, insuffisance rénale sévère, …

70. Inhibiteur de la rénine

Mécanisme d'action

Inhibition de la synthèse de Rénine : action sur le système Rénine-Angiotensine-Aldostérone (SRAA).

Principales molécules (DCI)

Aliskiren : *Rasilez*.

Indications

HTA, actuellement plutôt en seconde intention.

Posologie

150-300 mg par jour.

Surveillance biologique

Ionogramme sanguine, créatinine.

Effets indésirables

Hyperkaliémie possible.

Contre-indications

Hypersensibilité à la substance active, grossesse (2-3e trimestre), prise de ciclosporine, Vérapamil.

471254 – (II) – (2,2) – OSB100 – PMS 138 – SPI

Elsevier Masson S.A.S - 62, rue Camille-Desmoulins, 92442 Issy-les-Moulineaux Cedex
Dépôt Légal : octobre 2010

réimprimé en Chine en novembre 2013